U0388626

阅读成就思想……

Read to Achieve

治愈系心理学系列

# 抑郁症
# 打卡自救

李宏夫◎著

中国人民大学出版社
· 北京 ·

**图书在版编目（CIP）数据**

抑郁症打卡自救 / 李宏夫著. -- 北京 ： 中国人民
大学出版社，2024.2
ISBN 978-7-300-32488-3

Ⅰ．①抑… Ⅱ．①李… Ⅲ．①抑郁症－诊疗 Ⅳ.
①R749.4

中国国家版本馆CIP数据核字(2024)第009060号

**抑郁症打卡自救**

李宏夫　著

YIYUZHENG DAKA ZIJIU

| | | | | |
|---|---|---|---|---|
| **出版发行** | 中国人民大学出版社 | | | |
| **社　　址** | 北京中关村大街31号 | | **邮政编码** | 100080 |
| **电　　话** | 010-62511242（总编室） | | 010-62511770（质管部） | |
| | 010-82501766（邮购部） | | 010-62514148（门市部） | |
| | 010-62515195（发行公司） | | 010-62515275（盗版举报） | |
| **网　　址** | http://www.crup.com.cn | | | |
| **经　　销** | 新华书店 | | | |
| **印　　刷** | 天津中印联印务有限公司 | | | |
| **开　　本** | 890 mm×1240 mm　1/32 | | **版　次** | 2024 年 2 月第 1 版 |
| **印　　张** | 6.375　插页1 | | **印　次** | 2024 年 12 月第 5 次印刷 |
| **字　　数** | 95 000 | | **定　价** | 65.00 元 |

# 前　言　这本书的由来

　　我曾与抑郁症抗争多年，面对心灵的痛苦折磨，曾无数次想过一死了之，但那种对生的本能渴望，以及对心理奥妙的不懈探究和学习，最终让我走出了阴霾，重获新生。

　　历经多年的研究，我将积极心理学、催眠、自然医学、精神动力学的知识融会贯通，探索出一套完整的治疗体系，并帮助众多抑郁症朋友重获健康。

　　几乎每一位抑郁症患者都知道要变得积极起来，不要不断抑郁、消沉下去，但往往又做不到，这成了抑郁症患者康复最大的障碍。因此，经常有人问我："抑郁症是不是不可能痊愈呢？"

其实，要想真正走出抑郁症，最可靠的办法就是自己掌握战胜抑郁症的方法。因为没有人比你更清楚什么时候你会胡思乱想、情绪低落和失眠，没有人比你更了解你内心状态的变化，没有人比你更清楚你每天准备如何安排自己的时间。

在对抗抑郁症方面，我是一个地道的"练家子"，我要教给你的方法绝对不是花拳绣腿，也不是理论说教。抑郁这条"黑狗"遍布我们生活的每个角落，它随时都可能出现，如果你掌握了这套方法，那么就相当于有了"打狗棒"，佩戴了"护身符"。这套方法就是要挑战不可能，辟谣"抑郁症是癌症""抑郁症容易复发"的说法。这套方法绝不会枯燥乏味、干瘪无趣。你会在每一次练习中感受到自己的变化，你会喜欢上这种健康舒适的生活方式。

　　这本书的前身是一套 70 多节的音频课，应广大学员的强烈要求，出版了自助手册。我在本书中每个练习小结的后面，设置了打卡记录表，让你每天的练习时间和练习次数都一目了然，清晰可见。

　　每次打卡的同时，你可以画上一个小笑脸，这样你的心理能量都将增加一个因子。随着你完成的练习越来越多，你的能量也会越来越多，最终你将彻底摆脱抑郁症的束缚，重获新生！

　　本书的自我训练方法，你既能根据自己的时间灵活使用，又能根据自身状况随时进行调整。

　　我希望真正做到了练习有引导，疑问有解答，课后有监督。

　　我可以很肯定地说，这本书远不止能帮助你战胜抑郁症，更能让你获得心灵的自由。

　　从今天开始，欢迎你使用这本书，让我陪你一起迎接那个更好的自己吧！

# 目 录 —————— C O N T E N T S

第 1 章

# 我成功战胜了重度抑郁症

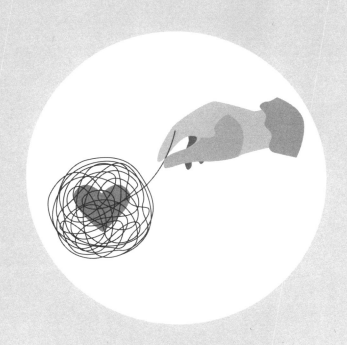

很多人都觉得我自信开朗，完全不像一个得过重度抑郁症的人。蝶能破茧而出，犹如死过一次，而我能战胜抑郁症，实际上也是用重生拒绝了死亡，让生命实现了质的飞跃。对于心理康复这条路，我不想说太多的大道理，我个人的经历和我对生命的探究就是我对心理康复最深切的诠释。我愿意和大家分享我的经历，分享我对心灵的感悟。

## 陷入抑郁，寻找出路

高考后，我在家里度过了一段相对轻松的日子。和所有年轻人一样，我喜欢想象未来，规划人生，有时候一想就是大半夜。然而我万万没想到，这种对未来美好的憧憬竟然演变成了我的抑郁症的导火索。在沉溺于这种憧憬时，突然有一天，我陷入了莫名的恐慌中，周围的人或物都让我感到深深的恐惧和不安。当时，我觉得世界到处都充满了危险，所有人都是可怕的，任何细微的变化都会让我感到不安——我不知道为什么自己满脑子的念头都和恐惧联系在一起。

一天晚上，我通宵未眠，整晚都在恐惧与不安中度过。错综复杂的恐惧和绝望像魔咒般紧紧纠缠着我，一方面，我觉得自己在钻牛角尖，认为一切都会自然而然地过去；另一方面，我又偏偏放不下这些念头，感觉一天不消除这些恐惧的念头，我就一天也别想睡好，心里总是没着没落的。正是这些冲突和怪异的想法，促使我在以后的日子里每天都试图消除这些恐惧感。可是我越斗争，恐惧和不安感就越强烈。随之而来的是我身体上的不适，我经常感到头痛难忍、胸口发闷。恐惧和焦虑让我无法平静下来，屋子里的好多东西都成了我发泄愤怒的牺牲品。我还天真地用头去撞墙，试图用外力带来的身体痛苦，取代内心焦躁的感受。家人的不理解也加剧了我内心的痛苦，更使得我整天陷入深深的恐惧与绝望中无法自拔。

8 月份，我接到了重庆一所大学的录取通知书，然而我却没有感到丝毫喜悦。我感到更害怕了，因为离家太远，也没有亲戚和朋友在那里。以我的状况能否把大学读下来呢？面对亲朋好友的赞美，我头脑里蹦出来的都是古怪恐怖的念头。我担心自己会在路上疯掉，担心火车万一脱轨了怎么办，担心会不会遇到劫匪……各种不着边的恐惧念头一个接一个冒出来，不好的画面在我脑子里翻江倒海，就像真的要发生一样。虽然理智告诉我这是不可能的，但似乎又有一种声音在提醒我"这个世界上任何事情都是有可能发生的"，我的内心简直是绝望极了。

我在强烈的恐惧和挣扎中，硬是咬着牙坚持到了北京，去了朋友推荐的一家医院求医。当时，昂贵的心理咨询费和医药费简直出乎我的意料，但我想只要能治好自己的病，哪怕学费都花光了，我也豁出去了。可没想到的是，心理医生对我讲的全是大道理，丝毫没有减轻我的痛苦，我心想："大道理我都懂，但是我就是做不到。"当时我甚至怀疑自己没有出路了。

抑郁症打卡自救

　　我背着厚厚的行囊，手里拎着一袋子药，浑浑噩噩地到了重庆。一出火车站，我感觉自己就像完全到了另外一个世界，根本无法适应当地高山林立的地形和闷热的天气。语言交流也是个障碍，再加上焦躁的心情，我简直欲哭无泪。

　　尽管大学校园里的气氛轻松安静，充满了青春活力，但我显然无法融入这个环境。我就像是活在真空世界里，周围的一切都变得不那么真实了，整个人变得像个木头人一样。一个多月下来，我的情况比以前更糟糕了，出现了复杂的情绪，躯体的不适感也与日俱增，视力变得越来越模糊，心跳莫名加快，胸口沉闷，呼吸困难，对食物也完全没有任何胃口。最要命的是，我整晚整晚都无法入睡。恐惧的思想就像我的呼吸一样持续地伴随着我，即便睡着了也感觉像醒着，时刻处在一种极度不安中。无边无尽的痛苦折磨着我，让我感到痛不欲生。寝室的同学见我一副消沉的样子，经常开导我，可他们无法理解我内心的痛苦。

　　在大学几年里，我从未停止过求医。我先后去过北京、上海、哈尔滨等大城市，几乎访遍了我所了解到的有名的心理医院和心理咨询中心。奔走一圈后，我才不得承认自己患上了重度抑郁症。当时我的症状已经不仅仅是抑郁的症状了，还伴有明显的强迫、恐惧和焦虑的症状，用专业的话来说，就是症状已经全面泛化了。

我到底是得了抑郁症还是强迫症呢？这种不确定性也加重了我的焦虑感。很多心理医生诊断我是抑郁症，但也有医生诊断我是强迫症，导致我一度都不知道该相信谁的话。我想："我的症状看来是太严重了，连医生都无法定性。"当时，我对治好自己的病已经快丧失信心了。其实从现在的专业角度来说，抑郁症、强迫症、焦虑症或是恐惧症都是神经症的一种表现，它们在本质上都是相同的。没有哪一种症状是单独的、纯粹的，很多症状都是相伴、交织或者说复合存在的，所谓的不同只是表现的主体症状不同而已。

在我发病之前，我并不知道什么是抑郁症、强迫症等心理疾病，正是这些可怕的症状让我开始一边了解心理学，一

抑郁症打卡自救

边和抑郁症做斗争。我知道，很多人和我一样因为自己内心痛苦，才了解到一些相关的心理疾病知识。

　　重度抑郁症在所有的神经症和心理疾病中是最严重的。自从我被诊断为重度抑郁症之后，我的心理又深深地蒙上了"可怕的抑郁症"阴影，我感觉自己这辈子算是完蛋了。

　　我印象最深的一次是，我的一位同学陪我去重庆歌乐山精神病院时，在门诊大厅里我看到一名护士正在陪一个穿着病号服的精神病人在做检查。这个病人斜着眼看着我，还不时地向我挤眼傻笑，趁护士不注意蹑手蹑脚凑过来对我说："你跑不了了，红卫兵小将已经把这里包围了。" 当时我完全吓呆了，害怕自己也会变成那个样子，越害怕越想，越想越害怕。后来我甚至发展到，听到或看到有关"精神"的字眼都会联想到精神病，一想到有可能变成精神病，我就感觉脑袋都要炸开了。

我曾多次想到过死，也曾写过遗书，想给自己的痛苦做个了断。记得有一次我站在学校寝室的天台上，只要一抬腿，人就会坠下去，如果不是同学及时出现，那我可能早已不在人世了。

我一次次地劝说自己打消这个念头，可持续的失眠以及对生活的极度恐慌每分每秒都在袭击着我，那时我认为死对于我来说反而是一种解脱。无论是什么样的人，包括路边的小贩、民工，甚至是大街上的清洁工，我认为都比我强。我感觉自己活着没有任何价值感，生活中没有任何快乐可言，心中也感受不到丝毫温暖，前途更是没有任何希望。

长期的恐惧使我变得更加敏感多疑，经常会因为别人不经意的一句话、一个眼神或一个小动作而胡思乱想。记得在大二那年的元旦，同学们一起去重庆平顶山公园看烟花，有个同学开玩笑说："这么多人要扔个炸弹会怎么样？"大家都被这个玩笑逗笑了，而我当时却被吓得冒了一身冷汗，整个人完全处在紧绷颤抖的状态。看着周围陌生的面孔，我感觉谁都有可能是恐怖分子。

恐惧感几乎让我感到窒息。上课时，我担心屋顶的风扇会掉下来削掉同学的脑袋；听说谁有钱了，就会担心他会被坏人陷害算计；躺在床上，我担心上铺塌下来砸死自己；看到别人用水果刀削苹果，我就会担心自己失去理智夺刀去杀人；听到有人提起精神病，我就担心自己会变成精神病人。可以说，没有我想不到的恐惧。我感觉自己如同困兽，四处走动，想做点什么，却又不知道该做什么。有时候，我逃出去的想法非常强烈，但是要逃到哪里去、去做什么，我却又感到一片茫然。对我来说，生活变得异常黑暗，毫无快乐可言。即便说有快乐，对我来说也是一种恐惧，因为快乐会使我联想到"乐极生悲"。我发现自己无法集中精力去做任何事情，哪怕是看书、听歌这种小事。我觉得自己像被一片乌云笼罩着，陷入了无法攀爬的深坑中，总是挣脱不了这种强烈的束缚，整个人处于随时崩溃的边缘。

## 出现转机，有所突破

由于身心极度痛苦，又没有快速、直接的解决办法，我就开始服药。其中一种药的副作用非常大，在前半个月里，我白天整个人全身无力，头脑昏昏沉沉并伴有恶心的症状，晚上胃里像有团火在燃烧，大量盗汗，甚至有小便失禁的症状。大概通过三个多月药物的控制，我的抑郁、强迫、恐惧等症状有所改善了；可痛苦的是，我的记忆力明显下降了，思维也变得迟钝，整个人的状态很不对劲。几经挣扎，我决定停止服药。没想到的是，停药几天后，恐慌与不安的情绪又卷土重来，甚至比之前更强烈了。

无奈之下，我只能继续服药来维持自己的状况，只是换成了副作用较小的药物。在一年多的服药期间，我曾多次停药，但没过多久症状就会再次复发，并且症状更加严重。最后，迫不得已，我出门时身上都要随身携带着这种药。

抑郁症打卡自救

　　治疗抑郁症的费用是相当高昂的，买一次药可能就要花掉我一个月的生活费，甚至更多，更别说心理咨询的费用了。家人对我的情况心存疑虑，以为是我找借口多要钱，所以给的钱也是有限的。有一次暑假，我带着从堂姐那里借来的钱，来到上海同济医院，看了心理门诊，并且还去了当地的心理咨询中心，一个多星期的时间钱就所剩无几了。我除了拿到几盒药、几本书外，内心所受的折磨和各种外在症状并没有任何改变，只能灰头土脸地失望而归。


　　都说久病成医，但对心理疾病的相关知识关注越多，自己的问题、障碍有时反而好像会越多。由于没有健康的心理防线，对于网络、书本和各种期刊上看到的形形色色的关于心理疾病的介绍，我都会和自己的症状进行对照，最后完全陷入了对号入座中。甚至在电视上或现实中听到某人的一句话，我都会陷入极度的恐惧中。更可怕的是，我总是控制不住去感觉、去想自己有没有出现幻觉，同学们有没有在背后说我闲话，有没有人想害我，等等。我越是害怕自己会精神分裂，就越是控制不住地去联想、体验精神分裂的症状。

我在求助的过程中，还遇到了一个比较大的困惑，就是医院的医生和心理咨询中心咨询师的理念有很多冲突，比如，医生主张服用药物，而心理咨询师则主张心理疏导。在方法和理念上，更是"公说公有理，婆说婆有理"，搞得我像只无头苍蝇一样撞来撞去。无奈之下，我只好一边求助，一边自己寻找答案。庆幸的是，这个过程便是我人生转折点的开始。人生起起落落，有时难免陷入谷底，现在回头来看，正是这个经历让我对生命的理解更加深刻、更加全面了。无论经历了怎样的痛苦，生命本身都在忠诚地为我们寻找解脱的出路，都在帮助我们把负面的转为正面的和光明的。

在接受药物治疗的过程中，我越来越依赖药物了，并且剂量也在慢慢增加，于是我意识到药物也许无法从根本上消除我的问题。我想"心病终须心药医"。

眼看就要毕业了，但我当时的状态显然无法融入社会，焦虑的心情好比雪上加霜，使我再次陷入了绝望中。也许上帝给你关上一扇门的同时，也会为你开启一扇窗。就在绝望之时，不知道是哪里来的一股力量，我心想："反正已经这样了，那我就自己救自己算了，大不了一死了之。"我开始大量阅读专业的心理学书籍，并试着去实践书中的一些练习。

每天早晨五点钟，我都坚持到学校的操场上去跑半个小时，然后回到寝室躺在床上开始练习放松呼吸。一段时间后，我发现自己的视力越来越好了，而且身体肌肉也不再像以前那样紧绷了。这极大地鼓励了我。之后，我偶然又接触到了《生命的重建》( *You Can Heal Your Life* )这本书，可以说正是这本书开启了我生命的新篇章，使我走上了助己助人的光明道路。

这本书是美国著名心灵导师露易丝·海（Louise Hay）的著作。她曾身患癌症，但在他人的帮助和自己的努力下，最终战胜了癌症。在这本书中，海讲述了一些较为具体的改变自己的方法。当我看完这本书后，内心备受感动和鼓舞，泪水一次次夺眶而出。我感觉这本书对我而言，犹如及时雨。书中有些个案的症状就像是在说我自己，那种被理解、被接纳的感觉真是难以言表的。我想癌症都能治好，还有那些遭遇各种心理痛苦的人也都成功地蜕变了，那我的抑郁症也一定可以治好。

改变的过程中，我们难免会走一些弯路。我反复研读了《生命的重建》这本书，并依照书中的一些誓言句子去练习。几个星期后，我发现自己的恐惧思想好像减少了，这给了我很大的信心。这个方法看来是有效的，大方向是没错的，这对我来说这已经是不小的收获了。

可坚持练习了一段时间后，我感觉自己处于停滞不前的状态了。经过反复研究，我找出了问题所在：书中誓言的句子对我来说，不完全具有针对性，我想如果我能找出与自己症状吻合的句子，一定会有显著的效果。一个星期后，我总结了几个适合自己练习的句子，如："我放弃在我意识中制造担心和害怕的旧思想，我现在接受人们对我总是很友好，我完全是安全的。""我放弃各种担心和害怕，在我生命中没有万一，在我生命中发生的只有对的和好的。""我所有的担心和恐惧都是我的旧思想造成的，我现在决定放弃。"

当时我觉得这些句子很好笑，但我还是每天坚持练习，正是露易丝·海那种永不服输的精神一直在支撑着我。最初一段时间，没有什么效果，我甚至感觉自己是在自欺欺人；但随着练习时间的增加，我感觉自己的消极、恐惧思想在一点点减少，并且体会到了在不同情景下练习有不同的效果。我发现早晨一边跑步一边大声宣读句子的话，效果会更加明显。

白天我除了练习誓言外，还大量研习儒、释、道思想，以及各种心理疗法。晚上我会找一个安静的地方练习"静坐"。开始的时候，我真的非常痛苦，闭上眼睛坐下来，脑子里的害怕念头反而会更多，就像有个马蜂窝一样嘈杂。在静坐练习上，我也有一定的疑虑和担忧，我担心自己会走火入魔，担心会被同学说是在搞歪门邪道。

无论用什么方法练习，开始时都会遇到阻碍和困难，"冥想"也不例外。我躺在床上想象着一幅安全的画面，自己身处其中，在这个环境中，我是主宰者。想象往往和实际有差距，让人恐惧和不安的画面总是会不断地冒出来打破平静，并且反反复复地出现。但经过反复研习和实践，我慢慢掌握了应对这种内心波动的方法和技巧，自己也逐渐能较好地接受一切了。尝试过很多方法后，我发现催眠法、冥想、誓言练习和呼吸练习的效果非常好。

在选择了有效的训练方法后，我非常认真地坚持每天用功练习，调整自我心态，从不懈怠。改变的过程是缓慢的，坚持的过程是痛苦的。刚开始停药时，那种痛苦就像一个人身处黑洞中，看不见一丝光明，你不知道将要发生什么，内心充满了恐惧。但随着持续地努力练习，我发现自己不借助药物也能够入睡了。这让我感到非常惊喜，同时也激励着我继续坚持下去。

"所有努力都不会白费，只要努力就会获得回报"，我现在对这句话深信不疑。

　　在系统学习三个月后的一天晚上，我在新华书店看书时，突然感觉一股暖流涌遍全身，整个人从头到脚一下子放松了下来，感觉长时间扣在头上的东西瞬间没有了，思维也清晰了，眼睛也变得明亮了。回来的路上，阴沉沉的天空下着小雨，但对我来说一切都显得是那么平静和柔润，这种感觉我在爆发抑郁症之前都从未有过。我的内心变得像黎明时山中的湖水一样静谧，周遭的人和物也显得那么和谐与自然。我感觉心静得可以倒映出周遭的一景一物，仿佛细看的人可以看清它的深处。我整个人完全融入了这种平和、宁静与安详中，我知道这是我的重生之刻。

## 助人之路，探索内在秘密

　　回顾大学几年的生活，有辛酸和苦涩，更有磨炼与成长。我经历了多少次绝望、打击和痛苦啊，内心真是感慨万千。在面对抑郁、探究内在以及坚持不懈地努力后，我最终走出了抑郁，重见天日。我暗自立誓，决定全身心投入心理救助的事业中，一方面我知道还有许多朋友在痛苦中挣扎，尚未找到出路；另一方面我自己的这段心路历程促使我想要继续探索心灵内在的秘密，不断成长。

毕业后，我开始全身心地钻研心理学，并决定终生从事心理研究与实践。我在中科院心理研究所心理咨询与治疗专业潜心学习并圆满毕业，长期跟随国内多名心理专家学习精神分析、认知疗法、催眠治疗，也在香港地区进修过自然医学顺势疗法、音乐疗法……

如今我已在北京从事心理咨询工作很多年，为了更有效地帮助抑郁症患者走出内心低谷，重塑自己，我以亲身经历和体悟，结合当代心理学流派以及儒、释、道的思想，创立了心理康复训练中心，帮助诸多抑郁症患者从抑郁、强迫、焦虑、恐惧等神经症中成功地走出来，获得了新生。

一些患者来向我咨询，我告诉了他们我使用的疗愈方法，建议他们在理解的基础上按照正确的方法持之以恒地去练习。有的人迎接到了光明，但也有的人仍然在黑暗中徘徊。了解清楚原委后，我给他们讲了一个故事。如果你听说了一种方法或是一种理论，你觉得是正确的、有效的，但最后没有身体力行地去实践，那么这种方法或理论永远也不会在你身上产生奇迹。无论什么方法，你都要自己去体验后，才能真正地属于自己，你才会体会到收获的喜悦。如果你只是听闻了、思考了，却没有运用，那么这种方法再好、再有效，也永远是别人的方法，奇迹也永远只会在别人身上发生，自己永远都体验不到方法带来的成果。

路是自己走的，如果你向前迈一小步，那目标就会缩短一大步；如果你走完全程，那就达到了最终目标。我就是这样一步步坚持走下来的。只要坚持按照正确的方法去实践，就一定可以到达成功的彼岸，看到雨后的彩虹。

多年来，我在从事心理咨询的过程中，深深地感悟到，心理咨询是一项光明的事业，因为它承受着生命的重量。我心怀感恩，庆幸自己用亲身经历感悟到了自助和助人的生命艺术。也正因如此，我更懂得了如何用"生命"去温暖"生命"，用"心"去支撑"心"。心灵救助不是用道理来帮助他人解脱，而是借助生命的力量和"爱"来推动他人成长。

第 2 章

# 正确认识抑郁症

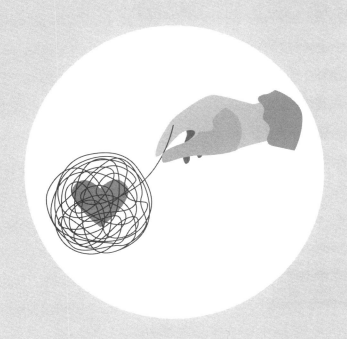

当你患上抑郁症的时候，整个人无疑是很痛苦的。如果你想要成功地摆脱抑郁症这条"黑狗"，就需要积极地采取行动，但你首先必须在思想上对抑郁症有一个充分的了解和正确的认知。在本章中，我们将会先阐明一些困扰抑郁症患者的常见问题。

## 抑郁症是什么原因导致的

导致抑郁症的原因可能是多种多样的。事业的不顺利、婚姻的破裂、人际关系的紧张、亲人的亡故、某个创伤性事件、身体上的某种疾病、某个灾难性的想法、承受的某种压力……这些都可能导致一个人的抑郁症爆发。但从对大多数抑郁症患者的观察和分析来看，这些所谓的原因往往只是一种诱因。要知道,抑郁症的形成绝对不是一朝一夕的,它是由不健康的心理模式长期不断制造和积累的负面情绪导致的。

正所谓"冰冻三尺,非一日之寒",也许某种心理创伤或情结对抑郁症的爆发起到了关键作用。在某件事情发生之前,你认为你很正常,并没有感觉到特别不好,那么这个事件就是真正的原因。但请你相信,这个事件只是导致抑郁症的负面情绪"滚雪球"的过程中,你所遇到的一块更厚的"雪"而已。即使它没有出现,抑郁症的雪球也会越滚越大,它的出现也只是增大了雪球的体积和加快了雪球滚动的速度而已。

## 抑郁症与性格的关系

经常有学员问我:"抑郁症和性格有关系吗?"也经常会有人问我:"一个人如果得了抑郁症,是不是就说明这个人心眼小、不够宽容、心胸狭窄？"答案当然是否定的。简单来说，性格不外乎就是一个人相对稳定的心理、行为模式的特点。

通俗地说，我们看待事物的方式、我们对事物产生情绪并做出的习惯性反应能显示出我们的性格。心理决定行为，心理决定情绪。抑郁症是一种负面情绪长期积累的爆发，而情绪积累是我们某种不健康的心理模式，即我们性格中的某个特点造成的。

虽然抑郁症已经不是一种陌生的疾病，但很多人还是存在一定的认识偏见。有些人，尤其是一些抑郁症患者的家属认为，抑郁症就是患者"心眼小、心胸狭窄"造成的，这实在是一种错误的认识。

我们如何去界定"心眼小"呢？有很多得了抑郁症的朋友在生活中其实被公认是一个大方的、乐善好施的、为人谦和的、喜欢替人着想的人；相反，很多被人认为"心胸狭窄、自私自利"的人反倒活得"好好的"，这又如何解释呢？无论是我们熟知的明星张国荣，还是美国的喜剧演员罗宾·威廉姆斯，他们生前都获得了无数人的敬佩和赞扬，而一个"心眼小"的人是不可能获得如此高的美誉的。

"心眼小或是心胸狭窄"只能是一种牵强的描述。一个人炒股赔了很多钱可以做到无所谓，但却会因为一句话雷霆大发、彻夜难眠。同样地，一个人可以毫不在乎别人怎么看、怎么说自己，但却会因为丢了几十元钱而无限自责，难过到失眠。面对歹徒可以镇定自若的人，看到老鼠反而吓得心惊肉跳，这是不是胆小呢？

用"心眼大小"来衡量一个人的心理健康程度，衡量抑郁症，实在是片面的做法。一个人无论"心眼大小"，都有自己的执着，内心都有敏感、脆弱的角落，所以人的心理局限不应被看成"心眼小或心胸狭窄"。

性格好的人就不容易得抑郁症吗？人们通常说的性格好，只是反映在某些方面。无论一个人的性格多么开朗、外向，他都会有某种执着。过度执着就是一种不健康的心理表现，会不断地制造情绪。情绪得不到释放，就会产生连锁反应，进而泛化。当情绪的积累超出了心理承受能力时，人就会产生种种心理问题，抑郁症、焦虑症、恐惧症、强迫症往往就是这样出现的。用所谓的性格内向与外向来判断哪种性格更容易患抑郁症是不全面的。事实上，内向性格与外向性格只是一种相对的表现。

要真正衡量一个人的心理健康状况，就要看一个人积累了多少负面情绪，也就是贪求、厌恶、敏感、多疑、多虑、完美主义等执着心程度的大小，而不是以内向性格或外向性格进行衡量。一个人的负面情绪积累得越少，执着心就越小，他的心理就越健康，也就越不容易陷入抑郁中。我辅导的学员有很多是公认的外向性格，他们自己也坦言，以前他们根本不是现在这样的，而是很开朗的人。但事实上，曾经外向开朗的他们同样会陷入抑郁中无法自拔。由此可见，无论是外向性格还是内向性格，当执着心的膨胀程度超出了一个人的心理承受能力时，他就会爆发抑郁、焦虑等心理问题。执着心才是患抑郁症的真正原因。

## 抑郁症与具体事件的关系

很多人觉得，既然是某件事情导致了我的抑郁症，那如果没有发生那件事，我是不是就不会抑郁了？事实上，在我辅导的个案中，有很多学员都曾有过这种想法。他们认为如果没有发生某件事，自己就不会抑郁了，是某件事导致自己患上了抑郁症。但真的是这样吗？我一直反复跟学员强调，抑郁症更多的是负面情绪长期积累后的爆发。当负面情绪的积累超出了一个人的心理承受能力时，就会在生活中的某个方面撕开口子，然后——爆发。这个口子可能是事件 A，可能是事件 B，也可能是事件 C 和事件 D。这些所谓的引发抑郁症的事件其实更多的是一种诱因、一个导火索，所以请不要执着于这些表面的问题。我们真正需要做的是改变这个容易造成负面情绪、积累负面情绪的不健康的思维模式。当你的心安定了，你会发现看似造成抑郁的问题往往就变得不再是问题了。

任何事情的产生必然是有因有果，抑郁症的形成也是如此。但是如果我们花费大量的时间和精力去寻找症结，就犹如走在荆棘密布的丛林中，每踏出一步都是伤痛。事实上，抑郁症的疗愈也可以不必这么复杂地去追溯过去，寻找症结。因为在这个追溯过去、寻找症结的过程中，如果处理不当，就会造成二次创伤。只要从当下入手，改变这种不健康的思维模式，比如敏感、多疑、自卑、多思多虑、完美主义等，抑郁症就会得到治愈；相反，如果这个容易滋生烦恼的心理模式并没有改变，那么烦恼、问题还是会不断地产生。一旦这种烦恼的积累超出了心理承受能力，抑郁症就会再度爆发。这也是抑郁症容易反复发作、难以治愈的原因所在。请记住，战胜抑郁症，要从改变思维模式开始！

## 抑郁症与环境的关系

一个人如果得了抑郁症，换个环境是不是就会好了呢？不可否认的是，环境因素确实会对人的心理造成一定程度的影响。但是在心理咨询过程中，我遇到的绝大多数学员的抑郁症并不是单纯由环境因素造成的，其根本原因在于不健康的思维模式。很多人认为非常重要的环境问题，实际上只是他本人的一个投射点，没有这个问题，还会有别的问题，即使改变了环境，烦恼、痛苦也可能又会转移到另一个问题上。

小乔就是这样一个典型的例子。她认为，她在单独的办公室里工作，就不能像别的同事一样工作时可以交流，长期在这种封闭的环境下工作导致自己患上了抑郁。她觉得只要自己换到有同事一起办公的环境，心情好了，抑郁症自然也就会好。她想办法找领导申请换了一个办公室，最后终于如愿以偿。然而，没过多久，她又有了新的烦恼。新办公室的同事们夏天非常怕热，空调从早开到晚，并且温度非常低，小乔感觉自己每天都生活在冰窖里，她的心情又不好了。

最后，她决定换一份工作。后来，她重新找到了一份自己对环境比较满意的工作。但似乎好景不长，新的烦恼又产生了。新工作需要经常加班，有时候会工作到很晚，会影响她的睡眠。在连续失眠了几个晚上后，小乔决定再换一个不加班的工作。几番折腾过后，小乔终于换了一份不用加班的工作。但很快新的烦恼又出现了，她以前做到了主管的位置，拥有独立的办公室，现在却又要和一群比她小很多的年轻人一起工作，她感觉自己在这里显得格格不入。年轻同事聊的话题，她也不感兴趣，所以很难真正融入新的集体，于是就产生了一种被孤立的感觉。过了一段时间后，小乔再次决定辞职，回家休养。

从小乔的经历我们可以看出，环境问题只是一个表象。小乔的问题看似由环境问题造成，其实都是由她内在的思维模式造成的。小乔的思维模式才是导致她抑郁的关键。

放下对环境的指责与逃避，从改变自己的"心"开始吧！

## 抑郁症真的是因为缺少 5– 羟色胺吗

很多学员去医院检查时，检查结果都会显示：脑神经递质不平衡，5– 羟色胺功能不足。那么，问题来了：又是什么导致了 5– 羟色胺、去甲肾上腺素、多巴胺等神经递质的不平衡呢？毕竟我们不是天生就这样的。现代医学认为，脑神经递质紊乱是长期的精神紧张、心理压力过大、精神受到刺激引起的一组症状群。也就是说，导致神经递质失衡的原因主要是和人的情绪有关。

比如，不良的人际关系，时刻处在一种自卑、恐惧的情绪中，内心矛盾长期得不到解决，经常处于焦虑紧张的状态，这些都会导致神经递质失衡。当一个人长时间处在抑郁、焦虑、紧张、愤怒等负面情绪中时，神经系统就会遭受到不同程度的攻击和破坏，造成神经递质水平的降低，自主神经紊乱会进一步加剧情绪的波动，在这种身心的交互作用下，人就会陷入恶性循环中。要想从根本上走出抑郁，还要从心理方面进行调整，这才是根本的解决办法。中国有句古话叫"心病还须心药医"，当你的心态好了，情绪稳定了，身体自然会分泌出更多的 5– 羟色胺，达到平衡状态。

## 抑郁症会遗传吗

很多学员在咨询时都会问我这个问题：抑郁症会遗传吗？我在自我疗愈的过程中也非常害怕遗传论，另一个害怕的是内因性抑郁症。这两种抑郁症患者在当时被认为康复率都是非常低的。但在这个方面，其实学术界也一直争论不休。

抑郁症打卡自救

　　对于遗传因素，很多医院的心理医生都比较关注。我之所以非常害怕，是因为在我母亲的家族中，我二姨患有精神病，还有一个表舅从北京进修回家后，莫名其妙地精神失常了。很多心理医生会对患者进行问卷调查，如果这位患者家族有精神疾病史，那么他就会被贴上潜在的"遗传"标签。其实他们并没有为患者做基因检测，下这样的结论也是不科学的。

　　美国新一代权威心理学家海伦·舒曼（Helen Schucman）和威廉·赛佛（William Thetford）的研究表明，"我们所有的心理痛苦都是来自过去形成的思想……所谓心理疾病的遗传性，是指成长经历中家庭环境、人际关系模式、教育方式等因素有沿袭和传递现象，不健康的关系在不同的代际传递，同样的家庭关系模式、思想观念、氛围往往造成家族里出现同样的心理问题。很多心理疾病并没有发现生物学所指的基因遗传性，而遗传性也只不过是家庭成员之间的关系模式传承而已。"也就是说，我们的抑郁、焦虑及恐惧等情绪模式是后天习得的，是我们过去成长中经历的负面因素积累所致。

　　我的童年是可悲的，但现在来看它也是我生命中要学习的课题，是有意义的。正是美国心理学界的新观点，让我深刻地反思了自己的成长经历，使我认清了自己的问题早在童年时就埋下了种子，只是积累到高考后才全面爆发。结合理论知识和实践所得，遗传论的说法在我这里算是完全瓦解了。当我们没有健全的心理防御机制时，思想、情绪、情感以及性格都会受到成长经历、家庭教育和环境的影响。

　　遗传论会让很多人感到心慌绝望，因为它似乎暗示着这种病是治不好的。很多抑郁症或强迫症等神经症患者为此背负了沉重的枷锁，无法自拔。我从事心理咨询多年，遇到了太多被归类为或是被怀疑为家族遗传的患者，这无疑又给他们本就脆弱的心灵重重一击。抑郁症本身并不可怕，但如果一个人丧失了求治的信心，那才是可怕的。对治疗抑郁症来说，我认为家族病史的查询很多时候可能并没有积极的作用。过去的可以了解参考，但并不是关键所在，更重要的是当下。

　　内因性抑郁症难以康复且时常复发，心理医生通常是借助药物来控制症状。一些心理疗法往往显得苍白无力。有些心理医生认为，内因性抑郁症是由性格或者说是气质类型决定的，且无法改变，除了借助药物来治疗，没有更好的办法。这曾让我感到非常恐惧。因为当初我的抑郁爆发就是没有具体的诱发事件，一般来说，这类状况都会被划为内因性抑郁症。但我不甘心，癌症都能治好，甚至精神分裂症在国外都有无数治好的案例，内因性抑郁症难道还会比这些疾病都严重吗？我不断地给自己打气，鼓励自己坚持下去，不要放弃。

　　在持续探索中，我印证了自己的观点，正如美国心理创伤协会的研究表明的："内因性抑郁症同多数心理问题一样，都是由成长经历、环境及教育方式造成的，且是完全可以痊愈的。性格特征或气质类型与心理疾病并没有必然的关系，性格也绝不是先天固有的，后天的成长会塑造相应的性格，因此性格也是完全可以改变的。"这使得我如释重负。也就是说，不管是哪种类型的抑郁或是其他的心理问题，都是长期的情绪积累所致，"冰冻三尺非一日之寒"。

我们知道性格的改变不是那么容易的，一个人的气质类型或性格是其成长的环境、教育和所经历的生活事件等因素塑造起来的，尽管如此，也是完全可以改变的。

记得以前看过这样一个故事：有一个男孩，他的爸爸是外科大夫，敏感多疑，性格内向，做事严谨认真，是个完美主义者。他的妈妈是搞化学试剂的，平时寡言少语。男孩受爸爸的影响很大，不仅做事风格和性格与爸爸相像，他还暗下决心要像爸爸一样，做一名治病救人的外科大夫。不幸的是，在男孩 15 岁那年，他的爸爸在一次车祸中离开了他。

这次意外给男孩内心造成了巨大的打击，两年的时间里他把自己完全封闭了。他每天都郁郁寡欢，性格变得更内向了，他开始仇恨这个世界，仇恨周围的人，他认为上帝对他很不公平。后来，男孩的妈妈认识了一个百老汇的演员，相处了一段时间后两个人结婚了。男孩的继父和他的亲生父亲大不相同。他的继父是一个非常开朗的、风趣的人，继父为了能让男孩改变这种心境，经常带男孩去观看各种演出，给他讲励志故事。受继父的影响，男孩的心理渐渐产生了变化，变得越来越开朗，并逐渐迷恋上了戏剧。在继父的鼓励下，后来这个男孩成了百老汇有名的风趣幽默大师。

如果这个男孩的亲生父亲没有去世的话，很可能他会像他的父亲一样成为一名外科大夫。在没有其他变故的情况下，他的性格也很可能像他父亲一样敏感多疑……

一个人的气质类型与性格不是一成不变的，会因为生活中经历的一些变故或打击而发生相应的变化。一个积极开朗的人在遭遇了一些挫败后，他又会变成什么样的人呢？

　　人的心理积累了过多的负面情绪和消极思想时，就会像皮筋被拉伸到极限会断裂一样，也会表现出具体的症状。抑郁症、强迫症等神经症就是负面情绪长期积累所致。如果我们运用积极的、正面的、充满爱的思想滋养我们的内心，我们的心灵就会像一根拥有良好弹性和张力的皮筋，不会那么容易被拉断。从中医和心理学的理念来说，身心是一体的，70% 以上的身体疾病都与人的心态密不可分。

　　很多人会把生活中普遍性的焦虑、抑郁情绪视为不正常的，担心自己的不好情绪是抑郁症或焦虑症等心理疾病的一种表现，于是不断地给自己贴上抑郁症等心理问题的标签，这样反而强化了情绪的波动，使人变得愈加惶恐不安，从而加重症状。很多人也会到网上或一些书刊上了解抑郁症的相关指标，结果越关注那些负面的情绪和症状，就越是会拿自己与其对照，这个演变模式如图 2–1 所示。

　　害怕是自己不断强化自己的症状的结果。就像一些失眠症患者，本来问题没有那么严重，如果及时正确地进行调节，就可以很快恢复。遗憾的是，错误的认知强化了症状，过分关注睡眠，导致了焦虑，而焦虑又会导致他入睡困难，入睡困难又再次加剧了焦虑担心，结果是越焦虑越睡不着，越睡不着越焦虑，症状不断被强化，由害怕失眠而变成真的失眠。心理学相关知识是给予人帮助的，而不是让我们用这些知识或标准来约束我们的心灵的。

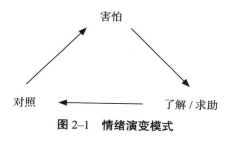

图2-1 情绪演变模式

　　无论是哪一种心理困境，我们都可以选择以一种平衡而开放的心态接受新的思想，用信任的心相信自己有自愈的能力，用恒久的心坚持自己的信念。用"理解""接纳""坚持"三心合一的力量，抵抗看似不可逾越的心理痛苦。

因此，从心理的发展角度来说，我更多的是关注和强调后天成长过程中受到的影响，我认为这些是更具有实际意义的。多数抑郁症往往是多重负面情绪集中爆发的结果。你对事物持有什么样的看法和观念，就会有什么样的情绪和感受。

一个人的价值观、道德观、对人对事的看法或持有的观念都是后天形成的。西方有一位心理学家说："给我一个婴儿，我可以让他变成任何一种类型的人。他可以成为一个心态乐观、积极正面的人，也可以变成一个心态消极、悲观忧愁的人；他可以成为一名滔滔不绝的主持人，也可以变成一个寡言少语的劳工。"

海伦·舒曼的研究表明，一个人在成长过程中会形成相对固定的思维模式，进而对类似的事物产生相同的、习惯性的情绪反应。一旦负面的情绪累计到一定程度，超出我们的心理所能承受的负荷，就会导致情绪大爆发，出现抑郁、焦虑、强迫等症状。

你可以完全放下对抑郁症遗传的担心，而更多地把时间和精力用在练习上，用在自我改变上。大多数人的问题就在于想得太多、做得太少。不用去分析原因，只要掌握了正确的方法，专心地进行练习，内心积累的负面情绪就会得到净化，你就会越来越好。

## 得了抑郁症应该怎么办

我们先来讲个故事。小猫豆豆和乐乐都觉得"影子真讨厌""我们一定要摆脱它"。然而，无论走到哪里，豆豆和乐乐都发现：只要有阳光，它就会看到自己的影子。不过，最后，豆豆和乐乐都找到了各自的解决办法。乐乐的办法是永远闭着眼睛，这样就看不到自己的影子了。而豆豆的办法是永远躲在其他东西的影子里不走出来，因为它认为只要太阳照不到自己，自己的影子也就不会出现了。

　　在面对抑郁症的时候，有的人会选择逃避现实，拒绝去医院，拒绝看心理医生，拒绝寻求帮助，拒绝一切与抑郁症有关的节目、书籍、文章，害怕听到与抑郁症有关的东西，甚至听不得"抑郁症"这三个字。因为害怕痛苦的体验，所以不愿意去面对抑郁症，害怕面对的时候会承受更大的痛苦。但是，这些负面情绪藏在潜意识中，会一如既往地发挥它的作用，无论你如何逃避，痛苦都会袭击你，让你无法摆脱。发展到最后，你就会像小猫乐乐一样，彻底扭曲自己的体验，对自己的问题视而不见。另外一种极端的做法，是像小猫豆豆一样，投靠痛苦，放大痛苦，躲在别人的痛苦里，不正视自己的痛苦，最终把自己所有的事情都搞得一团糟，每天生活在自己制造的巨大阴影里。

　　这两种极端的做法都不能帮你战胜抑郁症，只能让你越陷越深。真正获得健康的方式只有一个，那就是面对抑郁症，然后战胜它。只要方法正确，持续地练习，就一定可以战胜抑郁症，活出真正的自己。

## 抑郁症患者家人应该做些什么

在咨询的过程中，我经常听到有家属说非常想帮助孩子或亲人走出抑郁症，但又不知道哪些才是真正有效的方法，希望我能给他们一些建议。

对抑郁症患者来说，家人的支持和理解确实非常重要，并且这种支持和理解不应该只停留在道理层面，一味去开导、说教反而会让患者产生挫败感。

根据以往的咨询经验，我总结出以下5点，只要家人积极配合，就可以起到很好的帮助作用。

1. 帮助抑郁症患者指定一个可以实施的行动计划，最大限度地调动他行动并参与进来。比如，每天定时去户外散步、运动，做简单的家务。只要是简单规律，并且是积极、正面的活动，就可以帮助抑郁症患者行动起来。

2. 即便是简单的行动计划，对抑郁症患者而言，起初也可能是一件困难的事情，这就是抑郁症的系列反应。这些是需要慢慢克服的，所以家属要最大限度地去鼓励他坚持下去。

3. 建立规律的作息时间，尤其是规定好晚上几点睡觉、早上几点起床，尽可能形成规律，避免因为行动力不足，长时间躺在床上。从中医的角度讲，早上起床太晚，人体的阳气就得不到升发，白天就会没有精神，晚上就容易失眠。而晚上睡不好，第二天早上就想多睡一会儿，不能按时起床，这样就会陷入一种恶性循环。所以，对抑郁症患者来讲，规律的作息时间是非常必要的。

4. 减少接触喧嚣及复杂的社会环境，避免触景生情，陷入不必要的联想。

5. 尽可能保持清淡的饮食，这不但有助于肠胃的消化，也有利于练习时专注力的培养。

## 战胜抑郁症的法宝

我们都听过龟兔赛跑的故事，故事中的乌龟能战胜兔子，除了兔子因为骄傲而睡着了外，更主要还是因为乌龟从来没有停止过前进，它一直在不停地向前爬。道理我们都明白，只要肯坚持，速度再慢也会到达终点。但是，在现实生活中，当我们情绪低落、内心烦躁时，往往会变得缺乏耐心，很容易放弃。也许练习到一定程度，你并没有感觉完全摆脱了抑郁症，没有获得那种脱胎换骨的感觉，于是你的心里就开始着急，感觉自己好像离目标还很远，内心就开始动摇了，想放弃练习。

决定放弃之前，你可以先听一个故事。在一个高大的铁架上，吊着一个巨大的铁球，主持人请两位身强力壮的男士用一个大铁锤去敲打这个大铁球，直到铁球动起来为止。第一位男士抡起大锤全力砸向铁球，一声震耳的巨响过后，铁球一动也没动。他接二连三地砸向铁球，很快就累得气喘吁吁。紧接着，另一位男士抡起大铁锤，同样把铁球敲得震天响，可铁球依旧纹丝不动。

这两位男士拼尽了全身的力气，都没能让大铁球移动半分。这时，一位老人走上来，他从上衣口袋里掏出一把重量不足 50 克的小锤子，对着铁球"咚"地敲了一下，然后停顿了几秒钟后，又接着用小锤子敲了一下。

老人就这样敲一下，停顿几秒钟，再接着敲，持续地重复着这个动作。10 分钟过去了，20 分钟过去了，大铁球还是一动不动。观看的人群开始失去了耐心，有人不耐烦地走开了，有人开始谩骂，骂老人是个傻子，纯粹是在浪费时间。而那个老人仿佛没有听到一样，还是持续不断地用小锤子去敲大铁球。大约到 40 分钟左右，突然有人叫道："球动了！"所有人都不可思议地看向那个铁球。确实，那个被吊着的大铁球以很小的幅度摆动了起来。

老人并没有停止他的动作，仍然一小锤、一小锤地敲着铁球。大铁球在敲打中越荡越高，越荡越高，拉动那个铁架子也跟着"哐、哐"作响，巨大的威力震撼着在场的每一个人。热烈的掌声过后，老人慢慢地把小锤子放进口袋里，说道："在成功的道路上，如果你没有耐心等待成功的到来，那么你只好用一生的耐心去面对失败。"

有时候，要想成功就要重复做简单的事情，战胜抑郁症也是一样。有时候方法并不难，难的是始终保持耐心并坚持做下去。

## 开始行动，实践比理论更重要

有一位年轻的教授，他知识渊博，拥有很多文凭和头衔，但实际生活经验却很少。有一次，他出海旅行时结识了船上的一位老水手。那位老水手没有文化，非常敬佩这位年轻教授的博学多识，并且非常喜欢听年轻教授高谈阔论。

一天晚上，老水手来到年轻教授的舱房，领受他的博学。就在老水手正听得津津有味时，年轻教授问他："老伯，你对地质学有了解吗？"

"教授，什么是地质学？"

"就是地球的科学啊，老伯。"

"惭愧，教授，我没有上过学，不知道什么是地质学。"

"那真是遗憾，老伯，你生命的四分之一已经荒废了。"

老水手听后，非常沮丧地离开了，心想："这位年轻教授是这么说我的，那必定是真的了。"

第二天晚上，老水手正准备离开年轻教授的舱房时，教授又问："老伯，你对海洋学有了解吗？"

抑郁症打卡自救

"海洋学又是什么，教授？"

"就是关于海洋的科学，老伯。"

"我不懂，教授。我跟您说过，我从未上过学，也不了解什么科学。"

"老伯，你生命的四分之二也已经荒废了。"老水手听后更加难过，灰头土脸地离开了。

又有一天晚上，年轻教授继续询问老水手："老伯，你对气象学有了解吗？"

"教授，正如我之前说过的，我从未上过学，完全不了解任何学问。"

"老伯，难道你对自己居住的地球，对你赖以生存的海洋，以及你每天面对的气候都没有了解吗？"

"是的，教授，我每天就是想着做好自己分内的工作，况且我多次和您说过，我没有上过学。"

"啊？很难想象！老伯，你生命的四分之三也已经被你荒废了。"

老水手难过至极，嘴里不停地念叨着："我已经荒废了我四分之三的生命了……"

没过多长时间，老水手急急忙忙地返回了年轻教授的舱房，问道："教授，你对游泳学有了解吗？"

"哦，是的，老伯，我了解。"

"那你一定游得很好了？"

"噢，不，老伯，我了解游泳的道理，但我从没有下过水。"

"那真是太不幸了，教授。这艘船已经撞上了礁石，用不了多长时间就会沉没，会游泳的人可以游到最近的岸边，否则就会被淹死。我真是为你惋惜，教授，你即将荒废你全部的生命了！"

游泳学的故事告诉我们：实践比理论更重要。那位高谈阔论的博士虽然懂得游泳的道理，却没有下过水，这对他的生命而言又有什么用呢？同样，想要摆脱抑郁症，也需要实际的方法，而不仅仅是大道理。

我相信,为了让自己走出抑郁,你曾多次开导过自己,也曾做出过很多努力,但遗憾的是,你并没有得到自己想要的结果。现在,请停止一切道理上的努力吧,把自己的问题交给书中的训练方法,让它为你撑起生命的风帆,帮你抵达光明的彼岸。

## 以练习走出困境

在练习开始前,你一定要先看完这一部分,然后再开始练习。这本书中的训练分为三个阶段,只要你严格按照每个阶段的要求去做,就会收获应有的训练效果。

这套自我训练方法主要由观息法和誓言法组成。这两种方法是走出抑郁症的核心练习方法。

这个练习每 10 天为一个阶段,每个阶段都会有不同的练习内容，由浅入深，由易到难，逐层深入，帮你打开心结，清理负面情绪，摆脱抑郁"黑狗"。

在每个阶段结束时，我会设置阶段小结，告诉你应有的阶段性效果，以及你该如何改进，才能收获最佳的训练效果。同时，我也会提出一些可行的练习技巧，供你查缺补漏。

为了巩固练习效果和提高你的信心，我还会就咨询中遇到的一些具有代表性的疑问进行解答，同时设置了小专栏，帮你扫清康复道路上的绊脚石。

"疑问解答"是针对练习中常见问题的解答，你可以边练习边进行对照。在疑问解答部分，练习中的常见问题大多都可以找到答案。

小专栏中有我在咨询过程中遇到的案例，那些患者也曾用过相同的训练方法，他们的心得体验可以让你看到曙光，看到希望。别人做到了，你也可以！

在小专栏中，我还会用通俗易懂的小故事告诉你，方法再好也需要行动，药方再管用也需要吃下去才行。人如果只是站在原地不动，那么永远也到不了终点。只有按这套自我训练方法，正确持续地坚持去做，你才能遇见那个更好的自己。

如果你想取得应有的练习效果，就要严格按照自我训练课程进度来练习。有很多学员说自己练习了两个月，但是每次练习的时间却只有 30 分钟，这样练习效果自然会打折扣。小学本来只需要读 6 年，你读上 12 年，也还是小学水平。所以，这个自我训练的进度，不要以你生活的天为单位，而是要以练习时间为单位。

**关于打卡**：需要特别强调的是，完成每天的练习后，你需要翻开此书，去阶段小结后面的打卡记录表中打卡。打卡记录表和练习一样，也是分三个打卡表，每个阶段对应一个打卡表。

　　比如，今天是你练习的第一天，你完成了两次观息法练习，一小时誓言法练习，那你就在观息法打卡处画上两个笑脸，在誓言法打卡处画上一个笑脸。如果完成了三次，就画上三个笑脸，以此类推。每天至少早晚各练习一次。有些学员的时间比较充裕，想多练习几次，这当然可以。总之，你每天练习了几次，就画上几个笑脸。每画上一个笑脸，你的快乐情绪就会增加一点。

　　在誓言法打卡处，除了画上一个笑脸，你还要写下自己当天的练习感悟。这个练习感悟可以是一句话，也可以是一个词，用来记录你当天的进步。假如誓言法你练习了两个小时，超出了课程要求的一个小时，那么千万别吝啬对自己的赞美，就为自己今天的誓言练习画上两个笑脸吧。

## 提高信心和效果的 6 个绝招

　　为了增加你战胜抑郁症的信心，现在我要告诉你几个提高训练效果的绝招。这些绝招是我从事心理指导工作以来的经验总结，你每隔几天就要熟悉一下它们，并将它们牢记于心。这样，你就能在正确持续的练习下获得应有的收获。

　　1. 在练习期间，尽可能不要到网上查找有关抑郁症的内容，避免受到负面暗示和对号入座。

　　2. 在练习期间，要尽量减少接触抑郁症群体，这并不是歧视。这样做，一方面可以避免信息交流时因为观念的冲突陷入练习的误区；另一方面，患者相互之间的帮助往往是有限的，大家免不了会互相对照症状，这有可能会造成新的症状。

　　3. 在练习期间，不要去刻意寻找练习效果，不要去寻找你所认为的"好"，不要去验证自己是否有进步。每一次练习都当作一次新的开始，不要与之前的练习做任何对比。

4. 避免被某种专业的说法捆绑。你只需要专注地去练习，不要设目的，不要抱有期待。

5. 在练习期间，在你没有体验到一定的效果时，尽可能不去和他人探讨。对你正在进行的这个自我训练，这是一种"保护"，可以避免不同的观点影响你对练习的信心。

6. 在练习期间，你所有的情绪波动是问题的显现和释放过程，也是你成长的过程。这是方法的一部分，你要接纳和允许这部分出现，这就是心理学所说的"呈现即疗愈"。

牢记以上 6 点，会增强你的抵抗力和信心，让你顺利进行这套自我训练，并取得应有的效果。

完成每天的练习后，别忘了去统计表里打卡，这对你的练习来说，是一种督促，也是一种鼓励。

明天，我们的自我训练就要开始了，你准备好了吗？

第 3 章

# 阶段 1：简单有效的自我训练

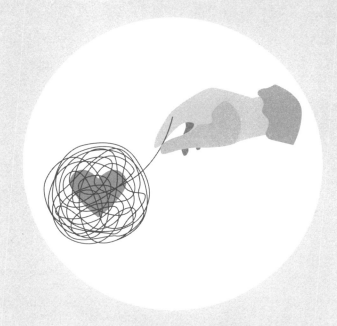

从本章开始，我们会开始三个阶段的练习。在开始第一个阶段之前，我会向你详细介绍两种自我训练的方法——观息法和誓言法。每天练习结束后，你可以翻到表格处，打卡记录。

## 观息法

观息法是通过观察呼吸的方式，建立情绪的自我平衡能力，练习者通过每天的练习，培养自己的觉知和平等心。所以，这里你要先了解观息法的要求和练习时间，然后每天坚持练习。

## 观息法的练习要求

你要先选择一个安全舒适的环境，找一处硬实的地方，在地上铺一个垫子，以盘腿的姿势坐好。坐的地方不要太软，后背不要有任何倚靠，把腰背挺直，手可以自然地放在身体两侧或者腿上。当你准备好了，就把眼睛轻轻地闭上，然后将注意力专注在鼻孔处，以持续专注的心如实地去观察鼻孔处的呼吸进出。

观察就是感觉的意思，也就是说，你要持续地去感觉鼻孔处的呼吸进出。在整个过程中，观察呼吸是你唯一要做的事情，除了呼吸的进出，其他的事情都和你无关。不管你出现什么样的感觉，头脑里有什么样的想法，一律不要参与、不去评判，就只是保持平等心即可。当你意识到自己的注意力跑掉时，就再拉回到呼吸上。再跑掉，那就再拉回来，如此反复练习。在这一来一回的练习下，你的觉知和平等心就能慢慢培养起来。无论你的头脑里产生了什么想法，也无论你的内心产生了什么感受，还是身体出现了什么感觉，都不要去管它们。

在整个练习的过程中，你要始终保持腰背挺直，不要打开手脚，也不要睁开眼睛看时间。

## 观息法的练习时间

在观息法练习第一阶段的 10 天，你每天要进行两次练习，建议早晚各练习一次，每次不少于 20 分钟；如果你早上没有时间练习，那也可以中午进行练习，尽量把两次练习的时间分开，别太集中就好。如果你想取得更好的效果，每天可以增加练习的次数，但每次练习的时间不要低于每个阶段的时间要求。

需要说明的是，每个阶段练习的时间要求是最基本的练习要求。你可以根据自己的情况，延长每次练习的时间。比如，在第一阶段，你每次可以坚持到 30 分钟，那么你就练习30分钟，不必拘泥于20分钟。你可以用手机设置闹钟。为了避免突然的来电打扰，你还可以把手机调成飞行模式，只保留闹钟功能就可以了。

　　只要设置的闹钟没有响，练习的时间就没有到。在这个过程中，你尽量不要打开手脚，也不要睁开眼睛看时间。如果腰弯下来了，你可以把腰直起来；如果头垂下来了，你可以把头抬起来。除此之外，你的身体不要随意乱动。要强调的是，你要做的只有一件事，就是持续地观察鼻孔处的呼吸进出。当练习结束时，你可以轻轻地睁开眼睛，慢慢地活动一下身体。在这个过程中，如果你能从始至终都坚持下来，那么恭喜你，你成功的可能性非常大。

　　在第一阶段的10天，你每天都要这样进行练习，每天保持练习两次。如果你的时间很充裕，那每天你可以多练习几次，你练习得越多，体验到的就越多，收获也就越多。

温馨提示：每完成一次观息法练习，你都要去阶段小结后面的打卡记录表中打卡，给自己画上一个笑脸。练习一次，就涂一个，练习三次，就涂三个，不要吝啬对自己的鼓励。

# 誓言法

誓言法是运用思想中和原理，通过有针对性地植入积极的思想，替换潜意识里的消极思想，使潜意识里充满积极、乐观的思想和信念。

## 誓言法的练习要点

在誓言法练习第一阶段的 10 天，你只需要练习 5 个誓言句子。练习的方式是灵活的，或读、或写、或听都可以，方式不限，最重要的是达到熟练的程度。

如果环境允许，你最好大声朗读出来；环境不允许的时候，你可以在心中默念。本阶段的 5 个句子要求在 10 天内，也就是第一阶段练习结束时，达到脱口而出的熟练程度。

需要注意的是，你不要擅自更改誓言句子的内容，也不要对誓言的内容做任何理性的判断和思考，你只需要大量练习即可。

## 誓言法的练习时间

你每天的练习时间累计不要少于一个小时。练习的时间是灵活的，不需要刻意找出一小时专门练习。

任何空闲时间你都可进行练习，比如，散步的时候、上下班等车的时候、排队的时候，你都可以练习。每天累计练习时间达到一小时即可。把练习融入生活，这样你既不会感到枯燥，也会达到很好的效果。

## 誓言法的练习内容

誓言 1：我现在放弃我头脑里制造担心和害怕的旧思想，我在自然法则的庇护下，我生命中发生的一切，都是对的和好的。

誓言 2：由于人的认识和觉悟不同，我现在愿意平静地对待自己和他人，而不要求他人改变。

誓言 3：我正在成长，我不再需要以他人对我的看法来评价我自己；我也不再需要总想着事事做得完美来证明我自己。人生的真理是爱自己、接纳自己就够了。

誓言 4：我不需要担忧自己的人生，更不需要担忧自己的健康，自然法则早已恩赐我一切的圆满，我正在领回我的圆满，我的一切正变得越来越好。

誓言 5：我爱你，对不起，请原谅，谢谢你。

**温馨提示**：誓言法练习结束后，别忘了去阶段小结后面的打卡记录表中打卡，给自己画上一个笑脸。成功路上没有白走的路，每一步都算数，加油！

## 练习中常见的问题

刚开始接触观息法时，你可能会遇到这样或那样的问题。练习中会有一些常见的问题，接下来我会一一进行说明。如果你也恰好遇到了这些问题，请不要慌张或者不知所措，很多问题其实并不是问题，而是练习中正常的现象。

### 什么是觉知和平等心

在练习中，觉知和平等心是我们经常会接触到的两个概念。对觉知和平等心的理解是否正确，直接关系到整个自我训练的效果。方法有效果的第一个前提就是正确地练习。如果对方法的理解存在偏差，那你练习的效果也会打折扣。

什么是觉知？觉知就是如其本然地知道、清楚、了解，看到事物本来的样子，不去添加任何外在的想象，就只是知道。觉知不是过去的，也不是未来的。过去的是回忆，未来的是想象，觉知就是知道当下自己的状态，或者说知道当下发生了什么，自己当下在做什么。比如，在练习观息法的过程中，我知道自己走神了，又在胡思乱想了，并没有持续地去观察自己的呼吸，这个知道自己走神了就是觉知。

通俗地讲，觉知就是你能完全意识到当下发生了什么，自己在想什么，在干什么。比如，当你在练习观息法时，你当下要做的事就是观察自己的呼吸。当你意识到自己走神的时候，就是觉知，意识就是觉知。那么，什么是平等心呢？平等心是对觉知的进一步强调，就是平衡、平稳的心，即不分析、不判断、不联想、不纠缠，是顺其自然的心态。

在练习的过程中，平等心就是当愉悦的感受来临时，不期盼它持续下去，因为这种愉悦的感受是无常的，是会消失的。当不愉悦的感受来临时，也不期盼它赶快消失，因为这种不愉悦的感受同样也是无常的，是会消失的。不管你想到了什么，感觉到了什么，都不要参与、不去排斥、不要贪求、不与思想上所谓的"好""坏"做斗争，因为一切感觉都是无常的、变化的，最终是会消失的。觉知和平等心二者相互关联，这两个概念对接下来的练习非常重要。你可以结合每天的练习，更好地领悟觉知和平等心的深层含义。良好的开始就是成功的一半，努力加油吧！

## 呼吸观察真的对治疗抑郁症有帮助吗

观察呼吸真的能治疗抑郁症吗？很多学员刚开始都会有这样的疑问。经过几天的练习，有些人就会体验到这个方法带来的效果，有些人可能还没有特别明显的感觉。无论暂时有没有体验到效果，都没关系，保持平等心，坚持练习就好。要知道，每个人负面情绪积累的时间不同，程度不同，每天练习的时间不同，次数不同，在体验到效果的时间上自然也会有所不同。只要你正确持续地练习，就会慢慢体验到效果。

在生命的每一刻，呼吸都在自然而然地发生着。我们在没有意识提醒的状态下，呼吸仍然在运作，比如我们睡觉的时候，呼吸并不需要我们人为地控制，而是会自然地进行着。在进行观息法练习时，持续观察自己的呼吸，不需要进行主观判断和调整，只要保持觉知、保持平等心即可。隐藏在潜意识中的愤怒、仇恨、悲观、恐惧等负面情绪，都会在观察呼吸的当下逐渐呈现出来。对此，你仍然只是保持觉知、保持平等心即可，也就是不去管它们。让它们自由来去，不用打压，也不要抗拒，这样呈现出来的情绪就会被化解，最终会消失。

负面情绪神出鬼没，往往不和我们打招呼就会突然来袭，干扰我们的心，打扰我们平静的生活，令人防不胜防。

庆幸的是，呼吸可以让情绪无所遁形，因为呼吸是我们内心状态的一面镜子。当内心平静时，呼吸是规律平稳的；当内心烦躁不安，当我们愤怒、恐惧、紧张、激动时，呼吸就会变得急促。因此，只要我们经常练习观息法，去观察当下呼吸的样子，就可以通过呼吸看到自己内心的状态。不管呈现出什么样的状态，我们都要保持觉知和平等心，做到不去管它。如此一来，我们的心就会真正活在当下，与当下同在，所有焦躁不安的情绪都将慢慢呈现出来，被释放、被化解。这也就是为什么观察呼吸可以让我们得到疗愈，走出抑郁症的黑洞。

## 出现了莫名的身体反应和情绪表现怎么办

曾有学员问我："我刚开始练习时，进行得很顺利，但最近几次练习时背部、胸部或腹部都会莫名出现不舒服的状况，有时还会伴有莫名的情绪波动，这个正常吗？"

只要你的身体没有器质性问题，对此就不必紧张，也不用担心。我们在以往的辅导中，发现很多学员都出现过不同程度的情绪波动和身体反应，所以在练习过程中，身体或心里出现一些反应是普遍现象。当你在练习中变得越来越烦躁，或是越来越痛苦时，你要检查自己是不是保持着觉知和平等心在练习。观息法的练习在于保持觉知和平等心，心要持续不断地专注在呼吸上。除此之外，对于其他你所体验到的、注意到的一切，就只是保持觉知和平等心即可。你不要去贪求什么、寻找什么，也不要去消除什么、控制什么和抵抗什么。只要你是以这种正确的态度在练习，那产生的种种烦恼或强烈的身体反应，很多时候也就只是心的习性浮现。

从另一方面讲，这些反应的出现都是难得的改变机会。这听起来似乎有些不可思议，但事实的确如此。每一次身体或情绪所呈现出来的反应，都是负面能量释放的过程。可以说，每一次释放都是成长的契机，每一次这种情况出现时，只要你能保持平等心，就会上升到一个新台阶。因此，不要打压或抗拒这种身心的表现。练习中之所以会出现这种状况，是因为这个方法打开了你心灵深处的那扇门，长期被积压的负面能量通过你的身心呈现出来了，所以不要抗拒这个难得的疗愈过程。你要允许这些反应的发生，要遵从它们自身的呈现过程，慢慢你的身心就会恢复平静。你要做的就是以觉知和平等心的原则去观察呼吸，而不是去管这些身体反应和情绪表现。所以，不要沮丧，不要退缩，这就是一种负面积累的释放，就是心的疗愈过程。

请牢记觉知和平等心的原则。它们能让你沿着正确的方向前行，直到成功！

## 头脑里杂念不断或睡着了怎么办

在练习中，你需要注意两种情况：一是不要思考，二是不要睡着了。总有学员会问："在练习时头脑里杂念不断，内心不能保持平静，或是干脆睡着了，怎么办？"当前，你的头脑里还非常混乱，总是思绪乱飞，平静不下来。也许你不做练习还好，一做练习头脑里反而杂念更多，立马变得一片混乱。

请不要沮丧，这是正常的现象。要注意的是，即便你的头脑里杂念不断，也不要跟着这些念头不停地思考。思考只会让你的心变成脱缰的野马，横冲直撞，让你无法安定下来。做观息法练习时不适合思考，思考只会蒙蔽你的心，使你陷入无穷无尽的纠结中。你就是要通过观息法的练习，来驯服自己的心，使它得以净化。随着练习的深入，你的心会慢慢安定下来。你要做的很简单，就是对一切的念头、想法、感受保持觉知，不去参与它。一旦你发现自己分心了，就将心拉回到呼吸上，发现陷入联想了，就再继续回到呼吸上。

不要去阻止或控制想法的产生，让一切自由来去，你只需要去观察自己的呼吸，持续地感觉呼吸的进出即可。除了呼吸，其他任何引起你注意的东西都不要去管，就只是保持觉知，保持平等心。

要记住，观息法练习的质量或者标准不是以你头脑中念头出现的多少，更不是以你专注呼吸时间的长短来衡量的。你所要做的只是专注观察呼吸的进出，保持觉知，保持平等心，没有控制，没有打压，没有期盼，也没有排斥。

简而言之，如果注意力跑掉了，那就再拉回到呼吸上来，仅此而已。如果你要刻意寻求内心的平静，去关注自己的内心是否平静了，那你就已经有所期待了，内心反而会不容易平静了。只有保持平等心，你才能使自己的心安定下来，让你获得来自心灵深处的醒悟。

另外，你不能睡着了，否则就失去了练习的意义。一般来说，睡着了有两个原因：一个是你分心了，没有持续地专注于呼吸；另一个原因是，你的背驼下来了，或者头垂下来了，身体没有保持挺直，所以你很容易打瞌睡，变得昏昏沉沉的。因此，你需要保持高度的觉知，当你发现自己的背驼了或者头垂下来时，一定要再次保持挺直，这样比较容易保持清醒。

## 记住 6 点，观息法练习才最有效

每个接触过观息法的人都想知道练习时怎么做最有效。从我的辅导经验和学员的反馈，我总结了几个练习观息法的技巧，可以帮助你快速掌握这个方法。你要牢记以下这 6 个练习要点。

1. 持续不断地观察（觉知、专注）鼻孔处的呼吸进出，除了呼吸以外，其他的一切都不用去管。

2. 练习中不去寻找任何效果，也不去排斥任何让自己不愉快的感觉，只是觉知鼻孔处呼吸的进出。

3. 观息法练习的重点在于保持觉知和平等心，不在于体验到什么样的感受，不在于达到什么、验证什么和消除什么。

4. 注意力不断地跑掉是正常的，杂念不断是正常的，产生种种不愉悦的内心感受是正常的，产生不舒服的身体感觉也是正常的。面对这一切，你要做的事很简单，就只是对此保持觉知，保持平等心，不去管它们，只是持续不断地去观察自己的呼吸。

5. 练习过程中，只要你觉察到自己走神了，陷入思考了，就把注意力拉回到呼吸上。觉察到注意力跑掉了，就拉回到呼吸上，又跑掉了，就再拉回来，如此反复练习。

6. 练习过程中，只要设定的时间没有到，就不要打开手脚，不要睁眼看时间。

记住这 6 点，练习观息法才最有效。如果没有记住，那么你需要尽快掌握这 6 个练习要点，这对你的练习是非常有帮助的。

## 练习观息法时是不是必须用一种姿势

以往有很多学员问我：练习观息法时，必须要盘腿吗？不盘腿，行不行？

首先，观息法是非常开放的方法，它很贴近我们的生活。这个练习甚至比瑜伽更简单、更容易操作。虽然练习时理论上要求盘腿，但只要你自然而然地盘起来就好，无论是散盘、单盘还是双盘，都可以。对于其他静坐的方法来说，可能盘腿的质量会直接影响入"静"的程度；但对于观息法练习而言，保持觉知和平等心才是整个练习的核心。

从中医角度来说，盘腿的姿态也有助于气脉通畅。虽然盘腿时间长了，你可能会感到双腿麻木、疼痛，但这主要是心理因素干扰了气脉的流通所导致的。随着练习的持续，心会逐渐安定下来，你会发现疼痛感减少了，最后会慢慢消失。在这个过程，潜藏在心底的某种情结会被打开、被释放。虽然过程有些痛苦，但最后的结果一定是好的。在练习中，不管盘腿的姿势让你感到有多么麻，多么痛，都不用去管它，始终保持平等心，保持身体不动，最后你会体验到疼痛慢慢消失的过程。这个体验对你来说非常重要。

## 练习观息法时，觉察不到呼吸了怎么办

在给学员辅导的过程中，很多学员都会提到一个问题，那就是"练习观息法时，有时感觉观察不到呼吸了"。当你在练习中有这样的想法时，你就已经违背了平等心的要领，因为这个时候你已经有所判断，有所思考了。因此，在练习观息法时，对于当下所出现的一切感受、想法，就只是保持觉知和平等心。也就是说，你感觉到呼吸是什么样就是什么样。如果感觉是一次明显的呼吸，那你知道它是一次明显的呼吸；如果感觉是一次不明显的呼吸，那你也会知道它是一次不明显的呼吸。如果你感觉不到呼吸，那你就是感觉不到，就只是"知道"而已。总之，你感觉到的呼吸是什么样

的，就是什么样的，不需要刻意调整自己的呼吸。你只是持续不断地将心专注在鼻孔处，气息从鼻孔进来了，你知道气息从鼻孔进来了；气息从鼻孔出来了，你知道气息从鼻孔出来了；如果没有感觉到呼吸，也就是没有感觉到。

专注呼吸的进出是一个自然的过程，不要为了感觉呼吸的存在而刻意加重呼吸。不要有任何人为的控制和改变，就是感觉呼吸本来的样子，而不是你想要的样子。

## 誓言法练习中要遵循的"自然法则"是什么

在第一阶段的誓言法练习中，我提到了自然法则。以前我在给学员辅导的过程中，总有学员会问这个自然法则是指什么。这里的自然法则是指宇宙万物，即宇宙中一切有形无形的事物及现象所遵循的一种规律、一种力量。人类赖以生存的大自然千奇百态、奥妙无穷，一切都是那么有序，其背后是一种高等系统的运行，这种系统就是法则，就是老子所指的"道"。四季轮回，无常变化，春天孕育，秋天收获，种瓜得瓜，种豆得豆，一切都在这种自然法则内有序地运行着，这就是一种力量，一种大自然的力量。

在誓言法练习中，你练习得越多，得到的就越多，一分耕耘，一分收获，这也是符合自然法则的规律。只要按照要求，每天坚持练习，你慢慢就会发现自己潜意识中的负面思想越来越少了，面对生活中的不如意，你的平等心会越来越强，你的情绪会越来越稳定，你的身体会越来越健康。

明白了什么是自然法则，接下来就努力进行练习吧！

## 誓言法是如何改变负面思想的呢

你的誓言法练习进行得怎么样了？五个誓言句子非常熟练了吗？

如果你现在还不是很熟练，也没有关系，只要加强练习力度，在第一阶段练习结束的时候，也就是 10 天后，你就能够熟练到脱口而出的程度了。请你相信，付出和回报是成正比的，只要持续练习，时间到了，这些誓言自然就会发挥出它的作用。

在前面的内容中，我们讲了誓言法的中和原理。下面，我们来重点讲解誓言练习是如何改变负面思想的。从性质上分，思想大体可以分为积极思想和消极思想。如果一个人潜意识里更多的是积极思想，那么这个人就是一个乐观自信的人，面对挫折或不愉快的事情，可以很好地调节情绪，并以乐观的心态去面对。

如果一个人潜意识里更多的是消极思想，那么在面对挫折和痛苦时，他就不能很好地进行调节，取而代之的是抱怨、恐惧、悲观、绝望和自责。誓言法就是通过大量的练习，用积极、健康的思想来替换潜意识中那些阻碍心理健康的消极思想。当我们在生活中遇到挫折时，大脑的第一反应是积极的想法，而不是过去那种消极的念头。

我曾辅导过一名学员，她以前特别在乎别人的看法。练习誓言法一段时间以后，有一天她所在的单位组织了一场关于产品创新的比赛，需要参赛的人上台演示自己的产品。她报名时，遭到了一位同事的嘲笑："你普通话都说不利索，还敢报名？这勇气真是让人佩服！"

这位学员说："如果是以前，我听了这些话，肯定会打退堂鼓，不敢参加比赛了，还会反复回想同事说过的话，甚至晚上睡不着觉。但当时，我脑子里马上浮现的一句话是'无论他人怎么看我，对我说什么，做什么，我现在都愿意学习爱我自己，我很满意我自己，就是我现在的样子'。"当时她并没有刻意去想，只是因为平时大量练习，让这个句子进入了潜意识，在关键时刻，它就自动浮现出来了。最后，这个学员不但参加了比赛，还取得了不错的成绩，在工作中提升了业绩。这就是誓言法练习的力量。

## 誓言法练习背后的原理是什么呢

曾经有一位学员对誓言法的效果不是很有信心，他问我：“老师，誓言法练习对治疗抑郁症真的会有效果吗？”不知道你是不是也有过类似的疑问呢？在回答这个问题之前，让我们先来看一下，抑郁症在心境层面主要有哪些表现。身陷抑郁的朋友会不同程度地表现出情绪低落、痛不欲生、兴趣减退、悲观厌世、信心减退，常常会感到自卑、无助，感觉自己没有价值。我们知道电脑显示屏所呈现出的画面、声音、文字都来自系统的硬盘，硬盘存储了什么样的内容，显示屏就会呈现出什么样的内容。

从心理学的角度看，人的大脑运行原理和电脑类似。我们在日常生活中呈现的景象皆来源于潜意识的投射。你怎样看待事物，就会有怎样的感受，而你看待事物的方式取决于你的潜意识所承载的思维模式。物理学上有一条关于中和法则的定理，这个中和法则在思想领域也同样适用。美国心理创伤协会的心理专家通过研究发现，当一个人出现消极、负面的想法时，可以输入与之对应的积极的正面思想，这样可以发生中和作用，人的心理就会获得平静，取而代之的就是积极正面的新思想。

自我训练中的誓言法练习正是利用"思想中和"原理，持续不断地输入正面的积极思想，去替代潜意识中原有的消极思想。当你的思维模式改变了，你对人生的态度和观念自然就改变了。誓言法练习没有别的诀窍，唯有大量练习才能让这些积极的誓言句子进入你的潜意识。付出和回报是成正比的，这在你的练习中也是同样适用的。

## 抑郁加严重失眠，该怎么办

有很多学员说，自己除了有抑郁症，失眠还很严重，不知道该怎么办。只要你的失眠是由抑郁、焦虑等情绪问题引起的，你的身体没有器质性的问题，那么随着练习的

深入，你的失眠症状都会伴随着情绪的好转而减轻，直到
最后消除。

我曾经辅导过一个学员，他不但有抑郁症，同时还伴有
焦虑和强迫症，并且失眠非常严重，每天晚上靠吃药才能入
睡，否则根本就睡不着。但是每次药效只能维持几个小时，
每天半夜他都会醒，醒了之后，就难以入睡。他越是想让自
己尽快入睡，就越睡不着，越睡不着，就变得越焦虑，越焦
虑就越睡不着，最终陷入一种恶性循环中。然后，第二天他
就会担心，今天会不会还失眠呢？结果，怕什么来什么，不
管他白天有多累，晚上都睡不着觉。

像他这么严重的失眠，通过正确持续的练习，最后不
吃药，也可以很快入睡，并且能一觉睡到天亮。他康复之
后对我说，他从来没有想过自己的睡眠质量可以好到这种
程度，以前，这是他做梦都不敢想的事儿，现在竟然真的
在他身上发生了。类似这样的案例，在我辅导的学员中，
还有很多。只要正确持续地练习，不断地净化我们的内

心，当内心清静了，情绪平稳了，睡眠质量自然就会越来越好。

别的学员通过练习，失眠情况能够发生如此巨大的变化，你一样也可以做到。这个练习的效果和付出成正比，练习越多，得到的就越多。每天精进练习，不要中断，正如加热沸水需要一个持续的过程，量变才能产生质变。每天一点一滴的练习都是你成长路上的基石，坚持走下去，你会发现自己已经远离了抑郁，远离了失眠，远离了那些情绪困扰。

## 小专栏

### 坚持了七天，终于可以做家务了

（我们以往的学员中有一些比较典型的案例，下面是第一阶段中一个比较有代表性的案例，希望这位学员的经历能给你带来鼓励与支持！）

　　我是一名高三女生，本来应该正常参加高考，但是由于学习压力太大，我患上了抑郁和焦虑症。没有办法，我只能先休学进行治疗。我的主要症状是：我感觉自己怎么也无法融入班集体，一坐到教室里，就感到特别痛苦，无法集中注意力，根本没有办法专心听老师讲课。越听不懂老师讲什么，我就越着急，心情就变得越糟糕。尤其是遇到考试时，还没到考试前，我就开始变得特别焦虑，总是怕考不好。一想到自己考试成绩很差，排在后面，老师和同学都会看不起自己，我心里就特别受不了。每当要考试的前几天，我就开始整晚整晚地睡不着觉。越到后面我的症状越严重，甚至根本就没有办法去上学了。一想到学校，我的头就特别痛，感觉透不过气来，非常痛苦。

　　平时，我也会变得对什么都不感兴趣了似的，总想一个人待在房间里，不要被任何人注意到。妈妈总是开导我，让我别给自己太大的压力，要多出去散散心，这些大道理我都懂，但就是做不到。

一天到晚，我都待在自己的房间里，不愿意出门。我觉得自己的样子很丢人，我怕邻居们指指点点，怕别人笑话我，更害怕别人把我当精神病看。我甚至都不想面对父母，看到他们为我着急担忧的样子，我就会变得更有压力、更自责了。妈妈为了我的病，非常着急担心，人一下子瘦了很多。爸爸说，妈妈晚上总是失眠。每当看到妈妈那特别担忧但又不知道怎么办的样子，我就特别恨自己，恨自己怎么这么不争气。

从内心来说，我真的不愿意吃药，我感觉我就是一个有精神病的人，但是自己又没办法让自己好起来。看到爸爸、妈妈那么着急担心，又反复劝我吃药，我也只能听话去吃药了。

大概吃了两个多月的药后，我晚上睡眠好些了，但白天整个人会变得特别没精神，总是犯困，浑身没劲，而且感觉整个人反应迟钝，记忆力也很不好，身体明显发胖，就像个傻子似的。我感觉自己就像从一个黑暗走向了另一个黑暗。所以，我坚决停了药。我对妈妈说："我情愿是一个抑郁的人，也不要变成一个傻子。吃药无法医治好我的病，病根在我心里，我应该从心理上去治疗才对。"

我坚持不再吃药，想进行心理治疗。妈妈看我铁了心就是不吃药，每天又是那种样子，着急地哭了很多回。有一次，爸爸竟然也哭了。真的，当你看到父母为你哭泣，那种感觉真是比死了还难受。但是妈妈也开始试着到处给我查找用心理方法治疗抑郁症的地方。我们先后找了三个心理医生，结果他们基本都是跟我讲了一堆大道理。我感到特别绝望，感觉心理咨询完全不是我期待的那样。我不由地想："我还能治好吗？"一天中午，妈妈再次露出兴奋的表情对我说："苗儿，妈妈找到了一个很好的心理康复中心，和之前的都不一样，一定可以治好你的。"说实话，当时听到这番话，我心里就没抱什么希望，因为之前妈妈也讲过类似的话。妈妈反复劝我说："你就看一下这个心理康复中心的介绍，如果觉得好，就去治疗，如果感觉不好，就不去了，咱也不会有任何损失。"在妈妈的坚持下，我勉强看了下相关的介绍。

观息法练习？改变过去的心理模式？当我看这些理念介绍的时候，我的心弦好像被一股力量拨动了。我仔细地反复看了两遍，决定试试这个康复训练。咨询师有具体的方法，会教我怎么用训练方法去克服抑郁、焦虑的情绪，这不正是我想要的吗？说真的，我真是不想再听大道理了。就这样，妈妈给我报名参加了这个康复训练课程。但刚开始练习的两三天并不顺利，誓言法练习让我觉得有点别扭，有点自欺欺人的感觉。

观息法练习也遇到了困难。在练习的过程中，各种念头和想法有时反而比平常的时候出现得更多。我盘腿坐也坐不住似的，坐一会儿就想动，身体上总是会有各种不舒服的感觉。我开始怀疑这个训练方法的效果，或者也许这个方法根本就不适合我。妈妈看到我有点没信心了，及时和指导老师反映了我的情况。和老师沟通过之后，我知道我的这些表现也都是常见的表现。听老师说有很多进行这个训练的学员和我一样，在开始的时候也会有类似的问题。这下，我心里又有底了，在老师指导我应该怎么去应对时，我又有了信心。一天早上，大约五点半左右，我醒来后就睡不着了，但奇怪的是，我心里还是比较平静的。我不再像之前那样早上醒来后感到情绪很低落，身体也有很明显的不舒服感。我心里有点小高兴，但并没有多想什么。

练习了一会儿观息法后，我看了一眼时间，刚过六点钟，我就想这么早起来也没什么可干的，很无聊，就收拾一下自己的房间吧。这一收拾我才注意到，自己的房间居然这么乱。可能是我收拾东西的动静有点大，把妈妈吵醒了，妈妈过来看我，问我翻箱倒柜地干什么。我说醒了也没什么事干，屋里太乱了，收拾一下。妈妈看了一下没再说什么，就去做饭了。吃早饭时，妈妈高兴地对我说："苗儿，你有很大的进步啊，都开始收拾房间了。"妈妈不说我还没有感觉，这么一说，还真是感觉自己有明显改善了。自从得了抑郁症后，我就没有收拾过房间，也不愿意再出门，什么也不愿意干了。没想到练习了一周左右，不经意间，我就能收拾房间了，有做事情的动力了，也能走出家门了，心里的感觉也没那么糟糕了。我知道是这个训练方法起作用了，让我变得更有信心了。我相信，接下来只要我坚持练习，用不了多长时间，我一定可以康复。我希望可以早日回到学校，迎接明年的高考。

（看到这个病友的经历，不知道你的内心是否看到了更多的希望呢？愿你也能早一天走出抑郁症。）

## 简单的事情重复做，会收获惊人的效果

假如你手里有一张足够大的白纸，现在你的任务就是把它折叠 51 次。接下来，请你想象一下，这张白纸折叠 51 次

后，它的高度会有多高呢?

有人猜有一棵树那么高，还有人猜有一栋楼那么高。正确的答案是: 它的高度超过了地球和太阳之间的距离。一张白纸经过 51 次折叠，高度竟会如此超乎想象。但如果仅仅将 51 张白纸叠放在一起，它的高度大约是 0.5 厘米。两者之间的差距是非常巨大的。这个对比让不少人感到震惊。同样，你对抗抑郁症时采用的方法也如同一张白纸，有的方法犹如"折叠"白纸，而有的方法则如同简单叠放白纸。

如果你想战胜抑郁症，却缺少一个系统的方法，不仅很难成功，还可能适得其反。今天听说运动对抑郁症有好处，就去跑步。明天听说针灸有好处，就去针灸。后天又听说有一种催眠的音乐可以消除负面情绪，就去听催眠的音乐。今天做做这个，明天试试那个，就像把 51 张白纸简单地叠放在一起，不仅无法让你从根本上走出抑郁症，还会让你每次尝试后，对战胜抑郁症失去信心，内心会备受打击。比起你简单"叠放"N种方法，坚持"折叠"这套系统的自我训练，就如一张白纸被不断地折叠51次，二者之间会出现惊人的差距。现在，你需要做的就是每天将这套系统的方法"折叠"，"折叠"30天后，你会发现战胜抑郁症不再是不可能的事情了。

希望这个小故事可以给你带来启发，接下来，努力把你的练习效果进行"折叠"吧。

## 行动起来，才能有所改变

从前，有一位智慧的老人，他知识渊博，天文地理无一不懂，五行八卦无一不精。老人去过很多地方，见多识广。当他年纪大了后，就不再四处游历，而是选择在一棵古树下给别人讲述自己的经历和各种趣闻轶事。有一个年轻人非常喜欢听老人讲自己的经历和各国的风土人情。就这样，日复一日，年复一年，有很多人从老人的故事中受到了启发，生活变得越来越好。只有那个最喜欢听老人讲故事、听得最认真的年轻人还和以前一样，并没有什么变化。

有一天，这个年轻人实在是忍不住内心的疑问，向老人讨教了一个问题。他问老人："智者，您的知识如此渊博，为什么我听了这么久，家里还是原来的样子，依旧一贫如洗呢？而张三听故事比我晚，李四听故事也没有多久，为什么他们的生活都富裕起来，不再贫穷了呢？"老人笑道："年轻人，我曾经讲过，我去过很多地方和国家，对当地的风俗和特点非常了解。高山国气候寒冷，草药稀少，黑水国以铸剑术闻名。我们这里山上盛产的止血草，到了高山国，供不应求。山下小溪中随处可见的黑色石头，是铸剑师精磨时必须要用的一种非常细腻的磨石，到了黑水国也可以卖出高价。类似这样的故事，我讲了很多。"

老人看了一眼这个年轻人，接着说道："我讲的时候，你听得非常认真，却从来没有行动过。而张三听完故事，立刻就去采'止血草'到高山国贩卖。李四听完故事，马上去采黑色的磨石去黑水国出售。他们知道我去过那些地方，所言不虚，就立刻行动起来，改变了生活状态。而你只是一直坐在这里听。年轻人，这就是你的问题所在。我的经历你听得再多，如果没有行动，那也只是我的经历而已，对你来说，又有什么帮助呢？"

希望这个故事对你有所启发，再正确的方法，也需要你行动起来，才能有所改变。走出抑郁症，也是如此！

## 阶段小结

第一阶段的 10 天练习，到今天就结束了。这 10 天你的练习进行得怎么样了？观息法练习，每次都能保持 20 分钟吗？书里的 5 个誓言句子，你可以达到脱口而出的程度了吗？如果这 5 个句子你还不是很熟练，那么在第二阶段的 10 天，你要和这个自我训练的进度保持一致，开始新的誓言法练习。这一点非常重要，不要停留在第一阶段的练习内容上，一定要跟着自我训练的进度，开始第二阶段的练习。

在练习中，我们应该注意下面这些问题。

1. 练习观息法时，不要总想着看时间。你要知道，只要你设置的闹钟没有响，就说明本次练习时间还没有到。也许，你觉得时间已经过了很久，闹钟却还没有响，每一分钟对你来说都很漫长、很煎熬。刚开始练习的时候，有这种感觉很正常，随着练习的深入，你的状态慢慢就会好转。

2. 练习中，不要带着强烈的"目的心"，要保持平等心。你要知道，这个自我训练的目的不仅仅是要消除抑郁的症状，更是要净化我们的内心。如果仅仅是消除了抑郁的症状，而你追求完美、自责、厌恶的心不改变，那么未来它仍然会不断地制造和积累负面情绪。

当通过练习，你的心理模式改变了，抑郁症自然也就痊愈了。你要给自己一些时间，正确持续地练习就好，不要刻意追求效果。持续练习的话，效果自然会有。

## 打卡记录表

每次完成练习后，别忘了在下面的表格中打卡，给自己画上一个大大的笑脸。

| | 第 1 天 | 第 2 天 | 第 3 天 | 第 4 天 | 第 5 天 |
|---|---|---|---|---|---|
| 观息法 | ☺☺☺ | ☺☺☺ | ☺☺☺ | ☺☺☺ | ☺☺☺ |

| | | | | | |
|---|---|---|---|---|---|
| 誓言法 | ☺☺☺ | ☺☺☺ | ☺☺☺ | ☺☺☺ | ☺☺☺ |
| | 第 6 天 | 第 7 天 | 第 8 天 | 第 9 天 | 第 10 天 |
| 观息法 | ☺☺☺ | ☺☺☺ | ☺☺☺ | ☺☺☺ | ☺☺☺ |
| 誓言法 | ☺☺☺ | ☺☺☺ | ☺☺☺ | ☺☺☺ | ☺☺☺ |

请在下面的横线上，写下每天的练习感悟或感觉好的改变，哪怕是很小的改变也可以。

抑郁症打卡自救

（打卡示例）

第 1 天（× 年 × 月 × 日）：我决定改变。

今天是练习的第一天，我还不太习惯盘腿，感觉时间过得很慢。虽然有几次我想放弃，但是一想到自己刚刚下定的决心，又不太甘心第一天就放弃，所以咬牙坚持了下来，也算是一个不错的开始吧！

第 1 天（　　　　　）：我决定改变。

_____

_____

_____

_____

_____

第 2 天（　　　　　）：我有力量改变。

_____

_____

_____

_____

_____


第 3 天 (　　　　　)：我可以重新选择。

_____

_____

_____

_____

_____


第 4 天 (　　　　　)：我接纳自己的不完美。

_____

_____

_____

_____

_____

第 5 天（　　　　　　）：我愿意放下过去的旧思想。

_____

_____

_____

_____

第 6 天（　　　　　　）：我愿意宽恕他人。

_____

_____

_____

_____

第 7 天（　　　　　　）：我愿意原谅自己的过错。

_____

_____

_____

_____

第 8 天（　　　　　）：我的心中充满了爱与善意。

_____

_____

_____

_____

第 9 天（　　　　　）：我愿意成为更好的自己。

_____

_____

_____

_____

_____

第 10 天（　　　　　）：我可以做更好的自己。

_____

_____

_____

_____

_____

第 4 章

# 阶段 2：改变不健康思维模式的潜意识升级训练

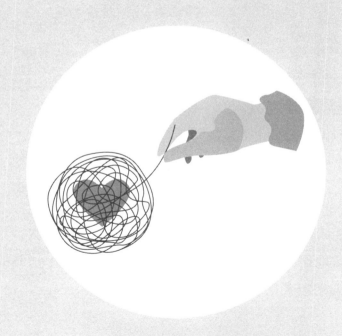

## 观息法的练习要求及时间

在第二阶段的 10 天，观息法的练习要求和第一阶段的要求是一样的，只是时间有所不同。在本阶段，观息法每天练习要不少于 2 次，每次要不少于 30 分钟。

同样，只要闹钟没有响，就说明练习的时间还没有到。在这个过程中，无论你体验到了什么感觉，都不要打开手脚，也不要睁开眼睛。你要做的只有一件事，那就是持续观察自己的呼吸。这是成长，也是蜕变的过程，你将会体验到更多没有体验过的东西。当然，也会有更多不舒服的感受从你的潜意识中被"挖"出来，这些都需要你去克服。

抑郁症打卡自救

只有亲身经历过、验证过，你才会明白我一直强调的平等心是什么，觉知是什么，自然法则是什么。呈现即疗愈，接纳这种呈现的过程，抑郁就会离你越来越远，你也会变得越来越健康，越来越好。

需要说明的是，每次不少于 30 分钟是最基本的时间要求。你的练习可以长于这个时间，但最好不要擅自减少练习时间。练习时间越长，释放的负面情绪越多。不要放过这个绝好的机会。

如果你想有更明显的效果，可以根据自己的情况，延长每次的练习时间。比如，第一阶段结束时，你已经可以做到每次练习 30 分钟，那么现在你就可以从 40 分钟开始练习，而不必停留在 30 分钟。

**温馨提示**：每完成一次观息法练习，都要去阶段小结后面的打卡记录表中打卡，给自己画上一个笑脸。练习 1 次，就涂 1 个，练习 3 次，就涂 3 个，不要吝啬对自己的鼓励。

# 誓言法的练习要求及时间

誓言法第二阶段的练习要求和第一阶段是一样的。每天的练习时间累计不少于一小时。

练习方式不限，或读、或写、或听都可以，最重要的是要达到熟练的程度。

如果环境允许，你最好大声朗读出来。环境不允许的时候，你可以在心中默念。

本阶段的 5 个句子，要求在 10 天内，也就是在第二阶段结束时，熟练到脱口而出的程度。

需要注意的是，如果你对第一阶段的誓言内容还不熟练，那也要跟着这个自我训练的进度开始第二阶段的誓言练习，不要停留在第一阶段的练习上。每天先完成第二阶段的誓言练习，再去强化第一阶段的誓言句子。

## 誓言法的练习内容

誓言 1：我人生中一切境遇的发生，都是上天给我的一种友善的提醒，都是一种让我成长的方式。

誓言 2：我已经放下过去的，不管是谁，怎么看我，是否认同我，都无法代表我是一个怎样的人，因为我已经决心从内在去接纳自己、爱自己。

誓言 3：没有哪个人、哪件事、哪句话可以真正伤害我，只有我内在的批判之心，才会伤害到我。今天，我愿意学习宽恕别人的过错，我也愿意学习宽恕自己的过错，我在这样做，我正在改变。

誓言 4：我能时常提醒自己放松、再放松，我能时常告诉自己放下，再放下，不再胡思乱想已成为我的能力，我正变得越来越健康，越来越自由，越来越放松，我爱我自己，我接纳我自己。

誓言 5：我爱你，对不起，请原谅，谢谢你。

**温馨提示**：誓言练习结束后，别忘了去阶段小结后面的打卡记录表中打卡，给自己画上一个笑脸！

# 你在练习中可能遇到的问题

## 观息法与冥想有什么区别

在以前辅导过的学员中，有的学员曾经有过冥想的经历，刚接触观息法时，他们的第一反应是：观息法和冥想差不多吧？需要指出的是，冥想是静心、修心的一种很宽泛的统称，冥想的方法有很多种，但冥想不等于观息法，我们也不能笼统地把观息法界定为冥想。

　　观息法是内观禅修中非常正统的一种净化心灵、培养平等心的方法。这个方法所要教给我们的是依归自己，遵从自然法则去生活、去做事。一个人越是懂得顺其自然，他就越会成为一个快乐、健康的人。所以，不要把观息法同冥想，或是其他种种相似的方法混为一谈，更不要在观息法中掺杂任何技巧。我之前也多次说过，你要做的其实非常简单，就是持续地去观察自己鼻孔处的呼吸进出，也就是专注于自己的呼吸。总之，你感觉到呼吸是什么样的，那就是什么样的，你不需要做任何改变和控制，让一切自然而然地发生，自然地来，自然地去。

　　当持续观察呼吸时，积压在你内心的情绪都会在这个过程中呈现出来，并被释放掉。当你真的用心观察呼吸时，你的身心自然会回归到当下。所有冲突、不安的念头及情

绪都将被当下的光明驱散。从另一个角度讲，人之所以有
情绪困扰，就是因为想得太多，思考得太多，以至于纠缠
其中，无法自拔。在你观察呼吸、保持平等心的过程中，
当愉悦的感觉来临时，不要期盼它会持续下去，因为你知
道，它是会改变、会消失的；当不愉悦的感受来临时，你
也不要期盼它赶快消失，因为你知道它也是变化无常的，
最终也会消失。坚持练习，你的平等心就会得到增长，以
后无论何时何地，面对生活中的负面情绪，你都能以平衡、
平稳的心态去应对。

不管以前你有过怎样深刻的冥想体验，现在在观息练习
中，请保持观息法的原汁原味，保持觉知和平等心。简单大
量地去练习，你练习得越多，得到的就越多。

## 在练习观息法时分心了，怎么办

在咨询中，有的学员问："做观息法练习的时候，是不

是注意到头脑里的念头,就是分心了?"

在进行观息法练习时,你需要把注意力放在呼吸上,但这并不代表你在观察呼吸的时候,意识不到头脑中的念头。你只是把注意力放在呼吸上,而不是念头上。当你意识到头脑中闪现的念头时,只要你没有陷入对这些念头的思考,没有纠缠,那么你就没有分心。头脑中显现出来的念头是出现在我们意识范围内的,我们当然会觉察到。

比如,我们的眼睛视线范围很广,当我们看一个事物的时候,目光聚焦在一个事物上;然而,在我们的视线范围内,我们也能在眼角的余光中,看到很多其他的东西。这和观察呼吸时也能意识到头脑中的念头是一样的道理。"两耳不闻窗外事,一心只读圣贤书"这句话可以理解为"不管窗外发生了什么,注意力只放在当下读的书上"。进行观息法练习时也是一样的,虽然你会注意到头脑中闪现的念头,但你的注意力仍然在呼吸上,而不是头脑中闪现的念头上。

换句话说，虽然你注意到了头脑里的念头，但只要你能保持觉知和平等心，没有跟这些念头纠缠，就不是分心。

## 在练习誓言法时对内容产生了批判和对抗，怎么办

在第二阶段的 10 天里，你需要每天坚持练习这 5 个新的誓言句子，练习的方式不限，或听、或写、或读、或背都可以，最终的目的是熟练到可以脱口而出。如果第一阶段的誓言句子你还没有熟练掌握，那么在第二阶段，你要跟着练习的进度，开始新的誓言练习，而不是停留在第一阶段。

曾有学员问我："在练习誓言时，内心总会想到一些负面的东西。比如，想到父母为了我的病，耽误了工作，还得了高血压，我就感觉自己成了家里的负担，是个罪人。我不喜欢现在的自己，我也没办法爱这样的自己。所以，每次练

习那句'我爱你，对不起，请原谅，谢谢你'时，我的内心
都会产生批判和对抗，怎么办？"

　　我知道，有很多人都曾有过这样的感觉，在练习时内
心会对练习内容产生批判或对抗。没关系，在誓言练习过
程中，不管出现什么样的对内容的批判、对抗，我们要做
的，就是不去管它，不参与其中，然后像小学生背古诗和
口诀一样，简单重复地练习就好。人是理性的，却受"感
受"所支配。当我们通过大量重复的练习，有了体验、有
了感受，自然就会越来越相信我们练习的内容。所以，在
当前这个阶段，即使你还不能完全相信或接受誓言的内容，
也没有关系，你只需要像小学生背古诗一样，简单重复地
去练习就行，时间到了，你自然会体验到誓言的效果。《增
广贤文》中讲，"但行好事，莫问前程"，誓言法的练习也
是如此。

## 练习观息法时感觉身体疼痛，怎么办

有的学员说，经过 20 分钟的练习，自己的身体根本没有什么感觉，但是进行了 30 分钟的练习后，会有身体疼痛的现象，有时感觉腿会非常麻。事实上，几乎所有接触观息法练习的人都会经历这个过程，不是这里不舒服，就是那里不舒服。需要说明的是，除了身体有外伤或生理方面的疾病，练习中出现的任何躯体反应都是正常的。没有人喜欢痛苦，但你必须知道，观息法练习过程中出现的疼痛、酸、痒、麻、热、流汗、打嗝等都是正常的反应。对于这些反应，你要做的就是保持平等心，不去管它，把注意力放在观察呼吸上。最后，你会体会到，无论多么痛苦的感受都会变化，最终都会消失。大自然中的万事万物，无论是有形的还是无形的，都遵循着生起灭去的"无常"变化过程。

"无"就是没有，"常"就是固定不变，"无常"就是没有固定不变的意思。我们身心的表现也是如此，没有什么感受是固定不变的。通过持续练习，不断地体验这种无常变化的现象，就是平等心不断增长的过程。所以，允许疼痛的出现、接受疼痛的出现，是帮你了知"无常"，去除"执着"的重要工具。身体上的种种反应与你的心理状况是紧密相连的，在练习中出现的那些不愉悦的感受，都隐含着你内心深处的某种情结。通过练习，当你不再对浮现的痛苦生起习性反应时，所有积压在内心的负面情结都将被自动打开，并被去除。

## 分段练习好，还是连续练习更好

曾有学员问我："老师，我现在每次练习做不到 30 分钟。我想知道，每次练习 20 分钟，每天练习 3 次，是不是比每次练习 30 分钟，每天练习 2 次，效果更好？因为总的练习时间累计都是 1 小时，但我练了 3 次，效果要比练习 2 次好吧？"

在数学计算中，30 × 2=60，20 × 3=60，二者结果是一样的，但在练习中，并不是这样的逻辑。我们都知道，水的沸腾需要持续加热，如果把一壶冷水加热到 100 度需要 30 分钟，当加热 20 分钟时，我们把火关掉，过几个小时再接着加热 20 分钟，再把火关掉，这样反复加热 3 次，这壶水能烧开吗？答案是否定的。

只有持续不断地加热，水才能被烧开，这是一个由量变到质变的过程。我们的练习也是如此。表面上看，每天练习 3 次，每次练习 20 分钟，和每天练习 2 次，每次练习 30 分钟，累计时间都是 60 分钟。但是，这个学员忽略了一点，20 分钟的体验和 30 分钟的体验是不一样的，内心负面情结打开的程度是不一样的，呈现出来的效果也是不一样的。所以，不要用习惯性的逻辑思维在练习中做效果的运算。在第二阶段，要求练习时间是每次 30 分钟，就严格按要求去练习，不要按自己的理解去练习。在康复这条路上，没有任何捷径可走。你的练习打了折扣，效果就会打折扣。按要求进行练习，才是远离抑郁症的正确方式。

## 身体不舒服时，是否可以调整姿势

以往在给学员辅导时，我经常听到有学员问："练习时，感觉腰酸背痛，腿也麻得厉害，我可以伸伸腰，调整一下两条腿的姿势吗？"这个问题是否也是你想问的？

要知道，观息法是一种净化身心的练习，是为了让你体验到身心的无常法则，进而去除"心"的习性，它并非自虐。如果练习中产生的疼痛你忍无可忍，那么你可以轻微调整一下姿态，但是你要对这个过程保持觉知。需要强调的是，除非这种疼痛让你忍无可忍，否则尽可能不要改变原有的姿势，并且在每次练习中尽量减少调整的次数，不要频繁地调整动作。如果感觉身体不舒服就想换个姿势，那么你很难体验到这种疼痛从产生到消失的无常变化现象。对感受的无常体验越深刻，越能不断增强我们的平等心，保持平等心，疼痛自然就会慢慢减少，直至消失。

身体上的疼痛不足以击败一个人，只有身体上的疼痛加上心理的疼痛，才会将我们击败。最大的疼痛来自心理的反应。当你持续观察呼吸，对身体出现的疼痛保持平等心，不管它、不理它的时候，心理的作用就停止了。没有了心理作用的身体疼痛，就像燃烧的火焰没有了可添加的燃料，火焰就会慢慢熄灭。对练习中的疼痛越是可以保持平等心，在现实生活中就越能对发生的一切保持平等心，也就能让我们远离抑郁、焦虑等负面情绪。所以，除非这种疼痛让你忍无可忍，否则尽可能不要改变原有的姿势。

## 练习可以改善躯体症状吗

有些躯体症状比较严重的学员问我："通过练习，这些由抑郁引起的躯体症状真的可以变好吗？"我们先来看一下抑郁和躯体症状之间的关系，你自然就知道答案了。我们的身心是一体的，是相互影响、相互作用的，身体上的不舒服会让情绪变差；同样地，长期的担心、紧张、焦虑、抑郁也会引起不同程度的躯体症状，比如胃部不适、后背紧张、头晕头痛。我们经常看到许多压抑情绪的人，常常不是这里不舒服，就是那里不舒服，最常见的就是消化系统、心脑血管系统、泌尿系统、呼吸系统及内分泌系统出现问题，如患上胃溃疡，感到胸闷、气短、失眠多梦、身体乏力等。

现代科学证明，情绪会导致免疫系统及内脏功能的变化，负面情绪越多的人，身体疾病也会越多。我以前辅导过的一位学员特别爱生闷气，看什么都不顺眼，她说："老师你不知道，我一生气就浑身疼，最严重的时候，连皮肤都是疼的，根本不能碰！"负面情绪会直接影响身体器官的健康，如果这些负面情绪得不到释放，最终就会攻击我们的身体。《红楼梦》中的林黛玉体弱多病，英年早逝，这和她多愁善感、敏感多疑、多思多虑的性格有着很大的关系。

很多患了抑郁症的朋友发现，即使自己没有做任何消耗体能的事情，还是会感觉十分疲乏。头晕和身体上的疲惫、乏力等症状都是由抑郁的情绪引起的。有很多研究数据

表明，凡是抑郁情绪造成的躯体症状都会伴随着抑郁的好转
而减轻，直至最后消除。我们现在做的练习就是在修复这个
"生病"的心，改变这个不断积累、制造情绪的心。当我们
的"心"健康了，身体也就健康了，那些躯体症状自然而然
也就消失了。

## 小专栏

### 练习了半个月，我能一觉睡到天亮了

我现在 35 岁，有过一次失败的婚姻，自己带着女儿生
活。我感觉自己的人生特别失败，每当看到女儿和前妻相似
的脸，我就会陷入深深的愧疚中，不断回忆从前的日子。我
知道，失去的再也无法挽回了。虽然我应该打起精神，把女
儿照顾好，弥补离异对女儿造成的伤害，但我就是无法摆脱
抑郁症的魔掌。白天我可以坚持工作，也没有轻生的念头，

抑郁症打卡自救

我感觉自己的抑郁症不算严重，只是晚上我的失眠非常严重。每天晚上我的大脑就像过电影一样，会一幕一幕地回忆过去。我抽烟比较厉害，不知道是不是抽烟太多的缘故，有时我可以一夜不睡。白天困得厉害的时候，我也会强打起精神不敢睡，我怕白天睡了，晚上就更睡不着了。

　　我知道这样下去，我的身体早晚会垮掉。但我无法控制自己，无法让自己真正放松下来睡上一觉。我也曾不止一次想过，如果有一天我的身体真垮了，那我女儿该怎么办？于是我在网上查了很多治疗抑郁症的方法，也尝试了很多，有的一点效果都没有，有的有点效果，但不能维持多久，又会被打回原形。一次我在一个抑郁症论坛里看到一个帖子，发帖的人说他用了李宏夫老师的治疗方法，效果不错。于是，我也找到了李老师做辅导。我从一开始就努力按照老师的要求练习，甚至可以说是练得比较狠的那种。观息法练习得最多。我晚上睡不着的时候，就起来练习，反正躺在床上也睡不着，还总是胡思乱想，不如做做练习。李老师让我练习30分钟，我就用手机设置40分钟的闹钟。时间到了，我就起来活动一下身体，如果还没有困意，那我就再接着练。

练习半个月后，我的进步非常明显。我躺在床上闭着眼睛观察呼吸，一会儿就可以睡着了。有一次，我居然一觉睡到了天亮。醒来以后，我感觉精神好了很多。我想，如果我能坚持下去，状态应该会一天比一天好。过了几天后，我就打算早上起来给女儿做早餐。我要从小事做起，一点一点走出离异的阴影，给予女儿更多的陪伴，把单亲家庭对孩子的影响降到最低。最近，我也一直在反思，可能我以前真的不是一个合格的丈夫，所以我的婚姻失败了。以后，我要争取做一个合格的父亲，这是我现在最大的心愿。做了观息法后，我能睡着了，这让我有了走出过去的勇气，我不要再痛苦地活在回忆中了。

## 方法再好，也需要行动

从前，有一个人老实又木讷，有一天他感觉身体不舒服，就跑到一位非常有名的医生那里看病。那位医生检查过后，给他开了一张处方。老实人对那位医生的医术非常有信心。

他回到家后，把那位医生的处方恭恭敬敬地放到桌子上，还不停地念叨："早上一粒，晚上一粒；早上一粒，晚上一粒。"他念了两天，但一粒药也没有吃，老实人感觉自己的情况并没有好转，又跑到了医生那里问医生："尊敬的医生，你为什么要给我开这些药呢？这些药对我有什么好处呢？"于是，医生很有耐心地告诉他："你看，你生的病是……你生病的原因是……这是我开的药，只要你按时服下它，就能根除你的病，到时候你就会恢复健康。"这个老实又木讷的人听了，顿时感到无比敬佩，心想："原来是这样啊，这位医生真是太高明了，他的医术太好了！"回到家后，他见人就讲："我遇到了一位医术非常高明的医生，他开的药方简直太正确，太有道理了！"他讲了好几天，但还是一粒药也没有吃，他的病当然也不可能好转。

于是，有人提醒他说："老实人，你的医生再高明，开的药再好，你也要吃下去，你的病才能好啊！"当身体病了，处方再好，你不吃药也没用。只有当你把药吃下去，才能药到病除。如果是心理出现了问题，即使方法再好，也需要你练习，才能解决问题。

## 有时候原因不重要，重要的是解决方法

在给学员进行一对一的辅导时，我经常听到有学员说："老师，我把自己的经历发给你，你帮我分析一下，看是什么原因导致我抑郁的。不分析明白的话，我怕训练时不对症，达不到应有的效果。"那么，我们到底该不该去分析清楚到底哪些因素是造成抑郁症的罪魁祸首，然后再开始练习呢？我们来看看下面这个小故事。

有一个小男孩为了参加学校组织的大扫除，从家里带去了一块干净的抹布。当大扫除结束时，抹布已经没有了原来

的样子，变得非常脏了。小男孩想把这块抹布洗干净，但不知道该怎么办。他去问妈妈，妈妈说："只要用一块肥皂蹭一蹭抹布，不停地搓洗，这块抹布就会洗干净。"小男孩问："不用去弄清楚抹布上的脏东西都有什么，然后再去洗吗？"妈妈告诉他说："这样做是毫无意义的。要想将抹布洗干净，重要的是行动起来，找一块肥皂，同时知道如何正确地使用这块肥皂，然后不停地搓洗，这上面的脏东西自然就可以洗掉了。"

　　同样的道理，你掌握了这套自我训练的方法，就像学会了如何使用肥皂，只要正确持续地练习，不管是什么原因造成的抑郁症，都是会越来越好的。理论分析并不能从根本上帮你走出抑郁症，真正帮你摆脱抑郁的是行动，也就是正确持续的练习。所以，放下对原因的分析，努力练习吧，最后，你会发现只要掌握了正确的方法并持续练习，你也会和其他学员一样走出抑郁，并且会越来越好。

# 阶段小结

第二阶段的练习到今天就结束了。接下来，我们将进入第三阶段的学习，开始新的练习内容。需要强调的是，整个 30 天的自我训练是连续的，不能中断，就像水的沸腾一样，是一个持续加热的过程。到现在为止，如果你已经感觉到了明显的效果，那么恭喜你，是你坚持不懈的努力带来了今天的改变。

正如我们前面所讲的，方法再好，也需要你持续练习。只要跟着这套自我训练的节奏每天坚持练习，你一定会收获应有的效果。

可能有的学员感觉到了效果，但不是特别明显，这种情况也不用着急。这主要与你的情绪积累的时间和程度有关，继续练习，剩下的交给时间就好。

我国有句老话，叫"病来如山倒，病去如抽丝"。曾经有一位 40 多岁的学员听到了别人的分享，那些学员的变化让他非常羡慕，他就问我他还要多长时间才能像别人一样，也有明显的改变。他的症状从 18 岁左右就开始了，并且有过反复发作的情况，多年来他一直在吃药维持。而他的练习总是断断续续的……状态好时，他可以坚持 20 分钟，而更多的时候，刚练习几分钟他就会觉得烦躁不安，就放弃了……如果是这样的练习态度，效果当然会大打折扣。他描述的练习状态和对效果的期待，让我想到了一句话："请不要假装很努力，因为结果不会陪你一起演戏。"

想走出抑郁症，你的付出和回报一定是成正比的。你无法衡量自己积累了多少负面情绪，但我们可以决定是要"三天打鱼，两天晒网"，还是要把胡思乱想的时间用来练习；是整日唉声叹气，还是把悲观绝望的时间用来练习。

你练习得越精进，就能越快地远离抑郁症。"临渊羡鱼，不如回家织网"，你只有行动起来，才能战胜抑郁症。

第三阶段，我们会有新的誓言句子，观息法的练习时间会延长到每次 40 分钟。这是新的开始，也是新的台阶，当你站上去后，你会发现自己离抑郁症已经越来越远了。

## 打卡记录表

完成每次的练习后，别忘了在下面的表格中打卡，给自己画上一个大大的笑脸吧。

|  | 第 11 天 | 第 12 天 | 第 13 天 | 第 14 天 | 第 15 天 |
|---|---|---|---|---|---|
| 观息法 | ☺☺☺ | ☺☺☺ | ☺☺☺ | ☺☺☺ | ☺☺☺ |

| 誓言法 | ☺ ☺ ☺ | ☺ ☺ ☺ | ☺ ☺ ☺ | ☺ ☺ ☺ | ☺ ☺ ☺ |
|---|---|---|---|---|---|
|  | 第 16 天 | 第 17 天 | 第 18 天 | 第 19 天 | 第 20 天 |
| 观息法 | ☺ ☺ ☺ | ☺ ☺ ☺ | ☺ ☺ ☺ | ☺ ☺ ☺ | ☺ ☺ ☺ |
| 誓言法 | ☺ ☺ ☺ | ☺ ☺ ☺ | ☺ ☺ ☺ | ☺ ☺ ☺ | ☺ ☺ ☺ |

　　请在下面的横线上，写下每天的练习感悟或感觉好的改变，哪怕是很小的改变也可以。

第 11 天（　　　　　）：我在追求自己想要的人生，同时也享受现在的生活。

_____

_____

_____

_____

第 12 天（　　　　　）：我正在改变。

_____

_____

_____

_____

第 13 天（　　　　　）：我相信一切都是最好的安排。

_____

_____

_____

_____

第 14 天（　　　　　）：我会变得越来越优秀。

_____

_____

_____

_____

第 15 天（　　　　　）：我爱自己，我对自己很满意。

_____

_____

_____

_____

第 16 天（　　　　　）：我正在坚持练习，我每天都在进步。

_____

_____

_____

_____

第 17 天（　　　　　）：我愿意接受别人的善意，愿意学习别人的优点。

_____

_____

_____

第 18 天（　　　　　）：我决定少想一点，多做一点，正确持续的练习让我不断地改变。

_____

_____

_____

第 19 天（　　　　　）：我每天都在进步，这种变化让我信心十足。

_____

_____

抑郁症打卡自救

_____

_____

第 20 天（　　　　）：我已经改变，我看见了自己的
变化。

_____

_____

_____

_____

140

第 5 章

# 阶段 3：心灵重塑，遇见更好的自己

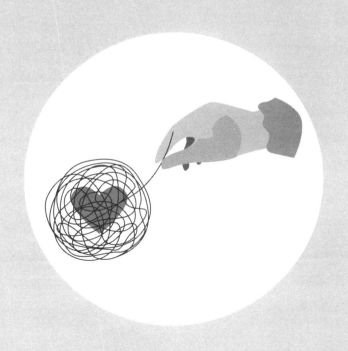

## 观息法的练习要求及时间

在第三阶段的 10 天，观息法的练习时间是每次练习 40
分钟，每天练习不少于 2 次。练习要求和前两个阶段一样，
在整个 40 分钟的练习过程中，只要设置的闹钟铃声没有响，
就说明练习的时间还没有到。不管你的身体感觉有多么不舒
服，腿有多么麻，腰有多么酸，尽量不要打开手脚，不要睁
开眼睛看时间，身体不要乱动，直到练习结束。我们必须承
认，40 分钟的练习比 30 分钟更难坚持，但是只要你能坚持
下来，就会发现自己的变化也非常明显，你的情绪会更稳
定，身体的状态也会更好。

当然，如果在第二阶段，你已经可以练习 40 分钟了，那现在可以再延长 5 分钟或 10 分钟，不必停留在原来的练习时间。假如你现在能够做到，每次 1 个小时，那当然更好。要知道，在第三阶段，40 分钟的练习时间是最低的练习要求，而不是上限。练习越多，你的体验也就越多，越努力你也就越靠近成功。

**温馨提示**：每完成一次观息法练习，别忘了去阶段小结后面的打卡记录表中打卡，给自己画上一个笑脸！练习 1 次，就涂 1 个笑脸，练习 3 次，就涂 3 个笑脸，不要吝啬对自己的鼓励。

## 誓言法的练习要求及时间

誓言法第三阶段的练习要求和前两个阶段是一样的。

练习方式不限，或读、或写、或听、或背都可以，最重要的是要达到熟练的程度。

如果环境允许，最好是大声地朗读出来；环境不允许的时候，可以在心中默念。

本阶段的 5 个句子要在 10 天内，也就是第三阶段结束时，熟练到脱口而出的程度。

需要注意的是：如果你前面两个阶段的誓言内容还不熟练，也要跟着练习进度开始第三阶段的誓言练习，不要停留在前面的誓言句子上。完成本阶段的 5 个誓言句子之后，再去巩固前面两个阶段的誓言句子。

## 誓言法的练习时间

每天的练习时间累计不少于 1 个小时。需要说明的是，这 1 个小时的时间是指本阶段的 5 个誓言句子的练习时间。如果你前面的誓言还不熟练，再去巩固前面的内容，这个时间是不能算在 1 个小时之内的。

　　**重要的事情说三遍**：每天的练习时间是指当前阶段 5 个誓言句子练习的时间，累计不少于 1 小时。复习前面的誓言句子是不能算在这 1 个小时之内的。

## 誓言法的练习内容

　　誓言 1：我放下过去的，从今天起，我不再批判自己做得好不好、结果好不好。一切的发生都有它的意义，都是我当下所能做到的最合适的做法，我在不断地学习和成长，我接纳我自己。

　　誓言 2：我正在成长，我不再需要去反复担心什么来维护一种安全，我也不再需要去反复想些什么来获得一种安定，我相信，自然法则自会为我处理好一切。

誓言 3：无论我产生多么不好的想法，多么不好的感受，都不代表什么，更没有好坏之分，它们都只是产生到消失的无常变化现象，从今天起，我所要做的就是对它们保持平等心就行了，自然法则自会为我处理好一切。

誓言 4：健康、快乐是我的天性，我不必费尽心思去寻找。我只要对当下，无论是什么样的状态，就只是保持平等心就行了，我的天性会在因缘成熟下显现。

誓言 5：我爱你，对不起，请原谅，谢谢你。

**温馨提示**：誓言练习结束后，别忘了去阶段小结后面的打卡记录表中打卡，给自己画上一个笑脸！

不积跬步，无以至千里；不积小流，无以成江海。

抑郁症打卡自救

加油!


# 你练习时可能遇到的问题

## 杂念不断，总是陷入悔恨或幻想中，怎么办

经常听到有学员责备自己观息法练习做得不好，因为内心杂念不断，不是陷入对过去的悔恨中，就是陷入对未来的联想中。刚把注意力拉回到呼吸上，没过几秒钟，又开始走神了。每次观察呼吸的时间都很短，大部分时间都在胡思乱想，内心怎么也平静不下来。


事实上，几乎每个人都会遇到这种情况，对此我们不必自责。要知道，这正是我们头脑的习惯性反应，这些念头或想法像猴子一样跳来跳去，不受控制。它们杂乱无章，反复无常，想来就来，完全不会和我们打招呼，让我们的注意力

无法专注在呼吸上。这时，正是考验平等心的时候，我们要做的就是当注意力跑掉了之后，再把它拉回到呼吸上，再跑掉，再拉回来，不要和那些念头做斗争，更不要试图用道理来说服自己。

**记住**：观息法练习的过程，绝对不是用来思考的！

你要做的只有一件事，那就是观察自己的呼吸，仅此而已。观息法练习的质量和标准，绝对不是以专注呼吸的长短和头脑中杂念出现的多少来衡量的，只要你每次都能保持觉知和平等心，不和那些杂念做纠缠，不联想，不分析，不判断，觉知到自己走神儿了，就再回到呼吸上。你在观息法练习中，越能以平等心的态度保持觉知，你的观息法练习就做得越好。好了，在接下来的练习中，请你放下对自己的责备，保持觉知，培养平等心，坚持练习吧。

## 总是关注自己的不好，怎么办

曾经有一位女学员问我："老师，誓言练习好像会提醒我要关注自己的不好，怎么办？"我让她举个例子描述一下，她说："我因为遭遇背叛，抑郁一年多了，一直无法走出来。我总感觉是因为自己一无是处，所以男友才会背叛我。"

她接着说道："誓言中说没有哪个人、哪件事、哪句话可以真正伤害我，可是我确实是被对方伤害了啊！自从失恋以后，我一直在否定自己，觉得自己哪里都不好，什么事都做不好。我心里无法宽恕他，不能原谅他，每次练习到'今天，我愿意学习宽恕别人的过错，我也愿意学习宽恕自己的过错，我在这样做，我正在改变'这句话时，我的内心总是感到很纠结，很排斥，我能不能不练习这几个句子呢？"

这位女学员的问题，是不是也是你想问的呢？我们说

过，问题是无法回避的，即便你不做这个练习，问题同样也
会在你的生活中伺机而出。从另一个方面来说，所有在练习
中引起的不愉快和关注，都是挖掘和清理的过程，因此，我
们不必紧张，更不要排斥。对于誓言内容引起的不愉快、不
舒服，甚至是排斥，正确的做法是，不与誓言的内容纠缠，
不与那些不舒服的感觉纠缠，只管简单、重复地进行练习，
就像我们小时候背乘法口诀一样。当然，如果这种不愉快的
感觉让我们无法承受，那我们可以休息一会儿，当情绪缓解
之后，再继续练习。

## 应该辞职或休学专心练习吗

有些学员通过练习，感觉到了效果，打算辞职回家专心
练习。还有一些在学校住集体宿舍的学生，由于练习的环境
有限，他们问是否有必要休学回家练习，毕竟在家里练习的
环境会好一些，这样效果也许会更好。

对此，我的建议是：除非你的状态已经无法适应当前的工作或学习，否则别轻易辞职或是休学。只要我们的症状还在可以承受的范围内，我建议你在工作或学习的同时，进行自我调整。因为我们的问题是在生活中随时出现的，出现问题的时候，正是需要我们积极面对和解决问题的时候。就像一名大三男生描述的经历，他在图书馆和同学打招呼，那个同学没有理他，而是擦身而过了。换作以前的他，肯定会胡思乱想好几天，反复回忆自己究竟是哪里做错了，这个同学才会不理自己。而现在，他脑子里自动浮现的是那句："我放下过去的旧思想，我不再需要总以他人对我的看法，来评价我自己；我也不再需要总想着事事做得完美，来证明我自己，人生的真理是爱自己，接纳自己就够了。"

想到这句誓言，他心里马上就放下了，并没有像过去一样，陷入负面情绪中无法自拔，而是继续在图书馆查找资料、看书，心情并没有受到这件事的影响。大家试想一下，假如这个同学选择休学在家，每天关起门来练习，像这种遇到负面情绪的机会是少之又少的。只有遇到问题，才能解决问题。如果问题都被关在了门外，我们无法发现它，又怎么去面对问题、解决问题呢？

## 练习可以提高自信吗

有很多抑郁症学员在辅导时问我："我性格内向、自卑，通过练习可以提高自信吗？"我的答案是：当然可以。我辅导的学员小郑（化名）就是一个性格内向、自卑的人，他说："我常常腼腆又沉默，不知道怎么和别人交流，害怕别人对自己的评价。我不敢正视别人的眼睛，不敢接触陌生人，不敢在公共场合说话，总感觉自己一说话，所有人都会注意我。"

他在与别人沟通的时候，过分在意对方的反应，比较敏感，说话时容易脸红。可能因为小时候家里比较穷，他经常觉得自己低人一等，有些集体活动，明明自己是有能力参加的，也不敢去报名，怕别人嘲笑自己出风头。你要知道，事实上，很多时候我们自卑并不是因为我们真的有多差，而是因为我们对自己的评价很糟糕。真实的你，其实并没有想象中的那么糟。

　　一个人的思想对个体的发展至关重要，思想可以限制一个人的能力和发展。我们可以用丑小鸭的故事为例来说明。有一只天鹅在很小的时候，不小心脱离了天鹅的队伍，和一群小鸡生活在一起，每当看到天上飞过的天鹅时，它就想我和那些大鸟长得一样，真羡慕它们可以飞那么高，而我只能在地上走。因为在它的思想里，它一直认为自己是一只鸡，而鸡是不会飞的。

　　尽管它是一只真正的天鹅，却一直平凡地生活在地上，不是它的身体变成了鸡，而是它的思想限制了它去飞翔。所以，决定你自信和能力的不是外在的因素，而是你的内心。当你的内心足够强大，那些外在的力量，比如别人的看法，对方的反应，他人不友好的眼神，都影响不到你。通过自我训练，这种内心的强大是完全可以达到的，只要正确持续地练习，你一定会变得更自信、更优秀、更积极、更乐观。

## 躯体症状消失后，抑郁症是不是就算好了

一般来说，单一的抑郁情绪是不存在的。伴随抑郁情绪一起出现的，往往还有焦虑、恐惧、失眠或一些躯体上的疼痛。

例如，有一位女学员曾对我说："我是抑郁、焦虑、失眠的症状都有，躯体症状也非常严重，总是感觉肠胃不适、头晕、胸口发闷、走路没劲，有一种要摔倒的感觉，动不动就冒虚汗，尤其是晚上失眠的时候，越睡不着，心里越着急，汗出得越多，还会感觉心跳加速，心慌气短。我按老师安排的内容进行练习，观息法每天练习 2 次，誓言法每天练习 1 个小时。感觉观息法效果比较明显，我的躯体症状已经基本消失了。现在我晚上睡得很好，走路感觉有劲儿多了，头部也不那么紧绷了，吃东西也感觉有滋味了。我的这

些躯体症状消失了，是不是说明我好了？"正在参加自我训练的你，是否也有这样的疑问呢？我们一直在强调身心是一体的，是交互作用的。任何一种身体疾病都会带来心理上的变化。同样地，长期负面情绪的困扰，也会带来躯体上的症状。

经过我多年在心理咨询过程中的观察，我发现这些因抑郁、焦虑、恐惧情绪引发的躯体症状，都会随着情绪的好转而减轻，最终消失。但这些躯体症状消失后，并不意味着我们内心的负面情绪就完全清理干净了，这只是我们正在恢复健康的一个重要标志，要达到真正的康复，我们还需要再持续练习一段时间，这样才是最稳妥的做法。就像水的沸腾需要持续地加热一样，如果只烧到80℃就停止了加热，那么水达不到沸点，也就不会有质的改变。

## 练习配合运动是不是效果更好

有的学员通过练习感觉到了训练效果，想知道如果再配合一些运动是不是更好。

如果你现在已经感觉到自我训练的效果了，那这是非常宝贵的一种体验，你要感谢自己一直以来的努力。正是因为你没有放弃，持续不断地练习，每天一点一滴地进步，才收获了今天的成果。这个成果对你而言，是进步，也是支持你走得更远的动力。

对于抑郁症的良好恢复来说，把自己封闭在很小的活动范围内，只会加剧抑郁的情绪，让心情变得更糟。因此，多出去运动、多接触大自然、呼吸新鲜的空气，比如散步、慢跑、游泳，对改善抑郁的状态是非常有帮助的。我鼓励你在心情和身体都可以承受的范围内，进行适当的运动或做些力所能及的家务，比如帮家人做做饭，既锻炼了身体，也增进了亲人之间的感情，还提升了自己在家庭中的价值，可谓一举多得。

我以前辅导的一位学员，因为患有抑郁症，总感觉情绪低落，浑身没劲儿，一直是由母亲照顾她的生活。她在练习一段时间以后，先是开始试着帮母亲做些简单的家务，像洗菜、收拾碗筷等，她发现原来动起来也没有想象中那么难。后来，她开始慢慢试着自己给家人做饭，当看到家人开心的笑容时，那种价值感和自信心慢慢又回到了她身上，再加上持续不断地练习，她的状态一天比一天好。

## 观息法练习是否多多益善

从以往的积累观察来看，一般情况下，只要跟着练习的进度，按照要求练习的学员，都会有不同程度的改变。当你感觉到了效果，就会有更大的动力进行练习。

曾有学员问我，观息法要求每天练习 2 次，我想有更好的效果，每天多练习几次，比如练习 3 次或 4 次，效果会不会更好呢？这些学员的急迫心情是可以理解的，他们通过练习有了进步，体验到了方法带来的喜悦，所以想得到更好的改变。

我曾不止一次强调过，观息法的练习是多多益善的，你也可以根据自己的情况增加练习次数，这对你的练习是有好处的。不过我们也要强调，在练习中你要时刻保持平等心，不要贪求任何效果和感觉，也不去排斥或消除某种不舒服的感觉，练习就只是练习，就只是单纯地专注于观察呼吸而已。当你越具有平等心，越能保持内心的平静时，你享有的幸福和自在也就越多。这套自我训练就是不断地培养平等心的过程，练习得多只会让你越来越好。

如果只是一味地看效果，抱着练一次就一定会比上次感觉更好的态度，这本身就违背了平等心的原则，而会使你陷入一种强烈的"目的心"。我们可以每天多练习几次，但每次练习都只是一次新的开始，不要和以前的练习进行比较，不分析、不判断才是正确的态度。

## 誓言法练习的内容可以调整吗

在以往的心理辅导中，总有学员问我："在练习时，感觉誓言练习的内容和自己的情况不太相符，我能不能根据自己的情况进行修改呢？"

我的建议是：对于这个自我训练中安排的誓言内容，请保持它的本来面貌，不要随意进行修改。这是因为在目前阶段，你还只是一个新手，随意修改只会让你失去这个练习对你的影响力，从而使你失去练习的动力。

需要说明的是，如果你想针对自己的情况设计新的誓言句子，那么第一不宜复杂，第二不宜过多，并且你自己设计的誓言，不能替代书中提到的誓言句子。如果你对书中的誓言句子能达到脱口而出的程度，那再练习自己设计的句子不迟。如果你感觉练习的一些誓言句子比较符合自己的情况，那么可以加强练习，但对于那些没有明显感觉的誓言句子，也同样需要练习。因为所有誓言句子练习的内容都内含一种思想、一种态度、一种好的品质，所以它会对你存在的问题进行矫正，会让你本就具有的好品质变得更好。

即使你觉得某些誓言并不符合你的情况，或是你认为自己没有誓言中描述的问题，也同样要练习。就像有污垢的玻璃擦拭后会变干净，干净的玻璃擦拭后会变得更干净。

## 抑郁症的康复标准是什么

当你通过练习，情绪越来越稳定时，很多以前不能参与的事情，你就都可以参与了，比如可以独立外出，可以帮家人做家务，可以静下心来看书。你的生活自主能力会有所提高。这时，你是不是很想知道，抑郁症的康复标准是什么？

在个案辅导中，我们从不会对抑郁症的康复做出某种标准的界定。相反，我认为任何所谓的康复标准都是一种限制和障碍。好了就是好了，你自然会知道、会有体验，这不需要任何界定。

当我们界定一种"好"的标准时，就会时刻不自觉地以这种标准来对照和判断。而对照和判断最容易造成焦虑、沮丧等厌恶情绪，接下来会怎样呢？原本平静的心会变得不平静，不平静的心会变得更加不平静。当我们的身心状态、所作所为不符合我们所认为的"好"或"正常"的标准时，心就会变得厌恶，而厌恶的心又会不断地制造出排斥、对抗，最终越陷越深，直至陷入一种恶性循环。

所以，请放下对康复标准的执着吧！当你真正走出抑郁症，你会感觉到，你的心会告诉你答案。这个答案你自然会知道，根本不需要外界所谓的标准来界定。

请一定保持正确持续地练习，请相信付出和回报是成正比的。

## 抑郁症好了后还要继续练习吗

有的学员想知道，通过练习，自己的抑郁症好了后，是否还需要继续练习观息法。或者说，一直练习观息法，会有什么负面作用吗？

我可以很肯定地讲，保持练习，你只会越来越好。观息法练习是静心养神、修身养性的过程，持续的练习会让我们的身心变得越来越健康。练习做得越多，我们的心就会获得越多的平静和快乐。当我们拥有一颗淡定、平静的心，情绪长期处于一种稳定的状态时，我们的身体就会变得更好。如果可以每天练习观息法，就是对心灵的一种滋养，只会对身心有很大的益处，而不会有什么坏处。

我辅导过的学员中，有很多人反馈说，刚开始练习观息法的时候，感觉练习像是老师布置的作业，做的时候多少有点应付差事的意思，需要刻意强迫自己每天做练习。随着时间的推移，他才发现每天的练习已经成了生活中不可或缺的一部分，到了时间就会去做，已经成了习惯，就像早起先要刷牙洗脸一样自然且不可替代。

呼吸伴随着每个人生命的始终，呼吸的品质即代表着生命的品质。呼吸不是来自过去，也非源于未来，它是"当下"的每一个鲜活的瞬间。而"当下"是完全真实的，没有扭曲与偏颇。持续地观察呼吸，会让分离已久的身心自动融合。而平衡、平稳的呼吸，自然会调节我们的情绪，让所有的负面情绪自动化解于一呼一吸间，让我们拥有淡定从容的心境。如果你愿意，那观息法练习的习惯可以一直保持下去。

# 小专栏

## 走出抑郁，原来生活如此美好

（注：下面是我辅导过的一位练习日益精进的学员的经历，希望他的经历能给你带来信心和力量。）

我的情况可能不是李老师所有学员中最严重的一个，但我还是想把自己的经历和这些日子以来的练习成果写出来。我希望我的经验分享可以给那些曾和我一样经历痛苦的朋友带去希望，但愿他们也能早一点走出抑郁症的阴霾。

我是因为轻信了别人的话，被人骗了十几万。我感觉我对不起家人，特别痛恨自己的无知，所以一直活在自责与悔恨中无法自拔。后来，我越来越害怕与别人接触，害怕再遇到别有用心的坏人、骗子，害怕再上当。再后来，我甚至没有办法继续工作了，每天被这种痛苦折磨着，不得不在家养病。说是养病，其实我的情况越来越严重，没有了规律的作息时间，白天什么也不想干，就想躺在床上胡思乱想。我真的希望这一切都是梦，一觉睡醒就恢复到以前的日子。

情况最严重的时候，我心慌得厉害，总感觉心要从嗓子眼里跳出来了，到了晚上虽然很困，但就是睡不着，一天睡不到两个小时，就是睡着了还会继续做各种颠三倒四的梦。我不知道为什么要活着，不敢再信任任何人。内心充满了怨恨和猜疑。家人带我去医院检查，医生诊断我患了中度抑郁症伴有焦虑恐惧，还给我开了一堆药，我没敢吃，怕像网上一些病友说的那样，一旦吃药就要终生服药，还会有很多副作用。我多希望自己可以不吃药，而是通过自己的努力好起来。我以前当过兵，可以说部队历练了我，让我做好了要吃苦的心理准备。可现实却不尽如人意，不管自己怎么努力，就是摆脱不了这种内心的折磨。

当兵时，流血流汗都不算什么，我不怕苦也不怕疼，但没想到这种内心的煎熬比流血流汗更折磨人。听别人说，多运动就可以走出抑郁，我就天天出去跑步。我跑步是不数跑了多少圈的，我会一直跑，直到自己跑不动了为止。我以为只要这样坚持跑下去，就可以走出来，恢复以前的那个铁骨铮铮的汉子。但是，我低估了抑郁症这条黑狗，它一直如影随形地跟着我。我坚持了几周，还是不敢和别人接触，不敢出去工作，还是噩梦连连，睡不了一个安稳觉，内疚和自责也没有远离我。我不断地否定自己，看不起自己，对生活没有一点自信，我的世界就是灰蒙蒙的一片。关系最好的战友见到我分外诧异，说我这个当年流血都不眨眼的汉子，怎么变成了今天这副鬼样子？我听了真是欲哭无泪，我也不想啊，但我就是走不出来。我的战友四处帮我打听治疗抑郁症的方法，后来找到了李老师的心理中心，他说你先试试看，不行的话，再想别的招儿，反正他是不能看着我再这么颓废下去，给当兵的人丢脸。

说实话，最初我也不相信只靠心理方法就能让自己好起来，只是抱着死马当活马医的态度来找李老师。毕竟，我那么拼命地锻炼都没有改变自己的状态。但是，就像一个溺水的人抓住了一根救命稻草，不管这根稻草能不能拉我上岸，我还是决定不再松手。

　　起初，我练习观息法并不顺利，一开始坐在那里，我整个人浑身都不舒服，腰疼、腿麻，到处都痒。最可怕的就是被骗的经历在我脑子里反复出现，自责和内疚感又涌上心头，脑子里乱七八糟的念头弄得我实在坐不住，从来没觉得时间过得这么慢，一分钟就像一个小时。开始时每次只能做十分钟，有时甚至感觉快要晕倒了，恐惧得不行，有时猛地睁开眼睛，却什么都没有发生。李老师告诉我那些都只是一种感觉，不用管它，不用和它纠缠，只关注呼吸就行了。就这样，我按照李老师说的就只是关注呼吸，并加大练习的力度，增加了每次练习的时间，慢慢地能做 40 分钟了。

　　记得李老师说，观息法不怕多做，我就每天中午又增加了一次练习，结果几周后真的有了不错的改观，首先是睡眠，每天能睡到五六个小时了，噩梦也少多了。每次观息法练习我都能做到一个小时，感觉这一个小时也没那么痛苦

了，不管身体多么不舒服，或者内心多么不平静，我都可以
不予理会，而是继续观察自己的呼吸。有时候练习完观息
法，我会站起来活动一下，再练习誓言法，两种方法交替练
习。有了效果，也就有了动力，我更坚信这个方法对我是有
帮助的。一个人决定做的事，就要认真地做，绝不能有半点
敷衍。马马虎虎地练习，其实是在糊弄自己。正因为认真，
我才能通过练习慢慢走了出来。

上周，我战友问我现在的情况，问我有份工作想不想
去。那份工作是开机场大巴，每天开两圈，不累，待遇也不
错。我当时有些心动，只是不太确定自己的状态能不能干好
这份工作。我已经可以正常去菜市场买菜，也能接送孩子上
下学，去人多的地方已经没有了恐惧和排斥感。我和家人商
量后，家人说我现在的状态非常稳定，建议我去试试。我也
感觉自己真的改善了不少。

现在，我基本已经适应这份工作了。可能是由于心态变
了，我发现自己每天接触的人都很友善。在工作中，我找到

了久违的价值感和责任感，原来走出抑郁后，生活可以变得如此美好。这段经历对我来说，确实是一种成长。我还会坚持练习下去，培养平等心。通过这段时间的练习，我明白了，世上没有免费的午餐，一分耕耘，一分收获，就像这个方法一样，只有大量练习，才能得到应有的回报。如果你只想躺在那里，睡一觉就能好起来，和等着天上掉馅饼没什么区别。我发现，当内心真正清静了，很多东西自然可以分出真假，我再也不会上当了。谢谢两个字已无法表达我的感激之情，但是似乎又找不到更好的文字来表达我的感谢了。希望我的康复经历，可以让更多的人看到希望，帮到更多的人。

## 这是会过去的

从前，有一位富有的老人，他去世后留下了很多家产。他的两个儿子决定分家，把老人留下的财产平均分配。分家过程中，兄弟俩发现了父亲仔细收藏的两枚戒指，一枚上面镶有值钱的钻石，另一枚则是一枚普通的银戒指。

看到钻戒，哥哥起了贪念，他对弟弟说："我判断这枚钻戒不是父亲自己赚来的，而是祖先留下来的传家宝，这也是父亲仔细收藏的原因。既然是代代相传的传家宝，当然是由长子继承，所以这枚钻戒应该由我来保管。而你，就拿另外一枚银戒指吧！"弟弟觉得有道理，他说："我很高兴拥有银戒指，但愿钻戒能使你快乐！"

两个人分别将戒指戴在手上，然后各自回到自己的家。弟弟想：父亲保存钻戒是可以理解的，但保存这枚不值钱的银戒指，又有什么理由呢？于是，他仔细检查了这枚银戒指，发现戒指上面刻了几个小字——"这是会过去的"。哦，"这是会过去的"一定是父亲留下来的箴言，弟弟在心中默默记下了这句话，又把戒指戴在了手上。

得到钻戒的哥哥遇到顺境时，变得趾高气扬，遇到逆境时，又变得极度沮丧，没有一个平衡的心态。慢慢地，他变得容易紧张，又得了高血压，晚上失眠，开始服用安眠药，甚至是镇静剂。

而拥有银戒指的弟弟，当好运来临时，他看着手上的银戒指，心想"这是会过去的"。当好运走了，他会笑着说"嗯，我早知道它会改变，果然变了，没什么好担心的"；当遇到逆境时，他看着戒指想"这是会过去的"，逆境不是永恒的，果然，不久以后，逆境真的改变了。他体会到，人生中不管是顺境还是逆境，最后都会改变。所以，他慢慢培养出了一个从容淡定、平衡稳定的心态，他的一生都过着一种安详而快乐的生活。

虽然我们没有故事中的那枚银戒指，但这套自我训练法，无论是观息法还是誓言法，都是在培养我们的平等心，教会我们以平等心面对生活中的"无常"。当平等心得到滋养，在面对生活中的挫折与考验时，我们才能像故事中的弟弟一样，过上安详而快乐的生活。

## 给自己时间，让生命慢慢盛开

有一个神奇的池塘，里面种满了荷花，荷花含苞待放，马上就到了盛开的季节。而这个池塘里的荷花开得很有规律，第一天开得很少，第二天荷花开放的数量是第一天的两倍，第三天荷花开放的数量是第二天的两倍。以此类推，之后的每一天，荷花都会以前一天两倍的数量开放。在第 30 天的时候，荷花会开满整个池塘。

接下来，请你猜猜看：在第几天的时候，池塘中的荷花开放了一半呢？有人说，30 天开满整个池塘，开放到一半，当然是第 15 天啊？其实，正确的答案是：第 29 天，在第 29 天的时候，荷花才开了一半。这就是著名的荷花定律，也叫 30 天定律。很多人练习的时候，就像池塘里的荷花，一开始用力地练习，拼命地练习……渐渐地，开始感到枯燥甚至厌烦，可能在第 9 天、第 19 天，甚至第 29 天的时候放弃了坚持。这时，离成功其实只有一步之遥。荷花定律告诉我们这样一个道理：赢到最后，靠的往往不是运气和聪明才智，而是毅力。

这个自我训练也是如此，给自己时间，就算第 29 天还没有完全改变，也要继续坚持下去。当你想放弃的时候，想想那片荷花池，想想它第 29 天时的样子吧。

## 阶段小结

根据以往的学员反馈，一般情况下，30 天的练习结束时，学员中大概会呈现出三种状态。

第一种状态，抑郁症状时间较短，并且程度较轻，通过这段时间正确持续的练习，体验到了明显的效果，各方面的改善都非常大。

如果你是第一种状态，那这是可喜可贺的事情，你的付出与努力收获了应有的回报。为了稳固你的练习效果，接下来你还需要再保持一段时间的练习，这对你来说是比较稳妥的做法。

第二种状态，抑郁症程度相对来说要严重一些，或是正在服药，通过练习，也体验到了效果，失眠情况和一些躯体上的症状都比以前有所改善，只是有时遇到一些事情，还会出现情绪上的起伏波动，在练习中虽然很多时候可以保持平等心，但在生活中却无法保持。

如果你是这样的学员，就需要按照本书中整个自我训练的进度，再重复进行练习，并且观息法的练习可以慢慢延长到每次一小时。这个练习到什么时候呢？要练习到你感觉自己的情绪和状态非常平稳了才行。

第三种状态，患抑郁症的时间较长，这部分学员可能由于自己的情况比较严重，练习的动力不足，在练习的时候由于这样或那样的情况，不能很好地按要求坚持下来，所以体验不到改善效果，练习起来就更加没有动力了，形成了恶性循环。

要知道，想通过短短 30 天的练习，完全摆脱过去几年甚至几十年积压在内心的负面情绪，改变旧有的不健康的思维模式，这本身就是一种不合理的期待。

如果你是抑郁程度比较严重的这部分学员，首先要放下对时间的期待，加强练习的力度。可以肯定的是，不管是什么程度的抑郁症，只要按本书中的方法大量地去练习，你就会越来越好，最终一定会达到平稳良好的状态。只是你所需要的时间会比那些抑郁程度较轻的人更长一些。给自己一些时间，安心练习就好。

通过积极的干预和正确的治疗，抑郁症最终都是可以康复的，我就是一个最好的例子。但在干预和治疗的过程中，耐心和坚持是必不可少的。任何行为，只要你能够正确持续地不断强化，它终究会变成一种习惯。一辈子如同一盘棋，每一步都是自己走出来的。愿你今后的每一步都越来越好，最终遇到那个更好的自己。

## 打卡记录表

完成每次的练习后，别忘了在下面的表格中打卡，给自己画上一个大大的笑脸吧。

|     | 第 21 天 | 第 22 天 | 第 23 天 | 第 24 天 | 第 25 天 |
| --- | --- | --- | --- | --- | --- |
| 观息法 | ☺☺☺ | ☺☺☺ | ☺☺☺ | ☺☺☺ | ☺☺☺ |

| 誓言法 | ☺ ☺ ☺ | ☺ ☺ ☺ | ☺ ☺ ☺ | ☺ ☺ ☺ | ☺ ☺ ☺ |
|---|---|---|---|---|---|
| | 第 26 天 | 第 27 天 | 第 28 天 | 第 29 天 | 第 30 天 |
| 观息法 | ☺ ☺ ☺ | ☺ ☺ ☺ | ☺ ☺ ☺ | ☺ ☺ ☺ | ☺ ☺ ☺ |
| 誓言法 | ☺ ☺ ☺ | ☺ ☺ ☺ | ☺ ☺ ☺ | ☺ ☺ ☺ | ☺ ☺ ☺ |

请在下面的横线上，写下每天的练习感悟或感觉好的改变，哪怕很小的改变都可以。

第 21 天（　　　）：我拥有积极向上的新思想，我正变得越来越健康。

_____

_____

_____

_____


第 22 天（          ）：我无法改变别人的眼光，我只要
做好自己就可以了。

_____

_____

_____

_____


第 23 天（          ）：我离自己的目标越来越近了。

_____

_____

_____

_____

第 24 天（　　　　　）：我在追求光明，迎着太阳奔跑。

_____

_____

_____

第 25 天（　　　　　）：我值得拥有成功和幸福的人生。

_____

_____

_____

第 26 天（　　　　　）：我遇到的所有挑战都是成长的
机会。

_____

_____

_____

第 27 天（         ）：我信心满满，在前进的路上，每一步都算数。

_____

_____

_____

_____

第 28 天（         ）：我每天都有好心情，每天都是美好的一天。

_____

_____

_____

_____

第 29 天（         ）：我享受当下的每一刻，感恩我拥有的一切。

_____

_____

_____

_____


第 30 天（　　　　）：我用行动证明，我已蜕变成那个
更优秀的自己。

_____

_____

_____

_____

# 后 记

　　这本书能够顺利出版，我要感谢的人太多了，这其中有多年来的支持者，也有通过练习走出抑郁症的众多学员。他们重生后的喜悦与蜕变，让我感觉自己从事的心理咨询工作任重道远。

　　作为一名曾经的重度抑郁症患者，我深刻地体验过身处抑郁漩涡中的无助与煎熬，也曾在蜕变重生的那一刻，无比庆幸自己的坚持与顽强。所以，我懂抑郁症患者的不易与心酸，更为还在迷茫中挣扎的朋友感到惋惜和同情。

　　也许，这世间有太多的遗憾与黑暗，但我坚信同时也有

抑郁症打卡自救

一群人在默默地付出，为这个世界缝缝补补，修补裂痕，弥补遗憾。而我，也非常愿意成为修补裂痕者的一员，为世间修复心灵的创伤，抚平灵魂上的破洞，竭尽所能为有需要的抑郁症朋友提供帮助。

然而，即使我一天 24 小时不眠不休，每周工作 7 天，全年无休，也无法为每一位抑郁症朋友提供一对一的指导。因此，我和我的专家团队研究出了一套可以让更多的人自助疗愈抑郁症的方法，于是就有了这本《抑郁症打卡自救》。

它就像我的孩子，在我的精心呵护下长大，健康乐观且乐于助人。

它可以陪伴你度过整个自我疗愈的过程，告诉你每天的练习怎么做，每次练习多长时间；它会提醒你打卡，督促你每天的进度；它还会为你提供反思的机会，让你看到自己的点滴成长。

後 记

　　如果你已经读到了本书的后记，说明你按要求完成了前面所有的内容，那我要恭喜你，你离成功又近了一步。

　　相信完成所有练习的朋友，已经不同程度地体验到了方法带来的效果。

　　为什么说是在不同程度上呢？因为每个人的经历不同，受到的创伤不同，积累的负面情绪也不完全一样，每天的练习力度也会因人而异。

　　从事心理咨询工作多年来，我接触过各种类型的来访者，有些人的咨询效果非常好，并不是因为他们比别人更聪明，而是因为他们对待练习的态度更端正。比如学员小 A，他第一次来咨询的时候，已经患重度抑郁症多年，到了躺在床上不吃不喝的程度。但是他听了我的经历后，相信这些方法能带来改变，就每天坚持练习，并且练习力度完全超出了我的要求，最后的效果当然是快速而显著的。

　　他每天在朋友圈发的文字和图片，都充满了对生命的热爱与尊重。不仅如此，他还尽自己的力量去帮助别人。他曾对我说："李老师，谢谢您把我从黑暗中拉出来，我学会爱自己了，我现在对自己感到很满意，我活成了一束光，正绚烂怒放，也该把对生命的热爱传递给别人，我懂我活着的意义。我要去帮助更多的人远离抑郁，成为快乐的人。"像小A这样的例子还有很多，每当我看到这些朋友的变化，内心充满了自豪感和价值感。

　　当然，并不是所有人都像小A那样努力，有的人症状并不严重，但练习后的效果却没有那么好，这并不是因为他们自身悟性太差，也不是因为观息法和誓言法有多难，而是因为他们练习时总会找各种借口"缺斤短两"，能省则省。学员小C就是这样，同样是4周的时间，别人的变化已经非常明显了，而小C的练习却还停留在20分钟，不是早上起不来没时间练习，就是工作太累了晚上想多睡一会儿就不练了。遇到节假日，他又说要外出散心，酒店太吵了，不适合练习。他经常连续几天一次都不练习，借口五花八门，情绪七上八下，效果七零八落。

任何事情想要成功，都离不开坚持二字。当初我为了从重度抑郁症中走出来，付出了大量的时间和努力去摸索那些心理学方法，在自己身上一次次实践什么方法才是真实有效的，最终才找到了逃出抑郁症牢笼的钥匙。现在，我已经为你打开了抑郁症牢笼的大门，你只要按照我指明的路线，一步步走出来就可以了。你完全不必像当初的我一样，在黑暗中小心翼翼地摸索前行。

跟着本书的节奏完成每天的练习，坚持下去，你就能看见自己的改变，遇见那个更好的自己。

治疗抑郁症的良药是觉知和平等心。没有人可以在生活中心如止水，古井无波，我们也无须刻意要求自己变成一个无欲无求的苦行僧，跳出世俗的羁绊，看淡一切尘缘往事。

只要你通过观息法和誓言法的练习，提升自己的觉知和平等心就可以了。能在顺境时享受生活，但不执着于这种"好"永远持续下去；也能在逆境来临时，尽自己最大的努力去改变，即使结果并不理想，也可以接纳，不强求，然后保持微笑继续生活。这才是正确的人生态度。觉知和平等心不但是我们走出抑郁症的良药，也是人生的一味良药。在你能对当下发生的一切保持觉知的那一刻，你的心是清醒的，你做的任何决定当下都是最正确的。你不会被情绪牵着走，也不会被愤怒冲昏了头脑。

学员小 E 说："以前我做练习是为了消除症状，总带着强烈的目的心，现在我终于发现了观息法的妙处，心态在不知不觉间有了变化。我仍然会坚持每天练习，但不是为了消除什么，只是为了修炼我的这颗敏感而自卑的心。我感觉自己像变了一个人，同事也说我比以前更自信了。我必须承认，这些变化都是观息法带来的，感谢李老师！"

你认可了自己存在的价值，就等于战胜了抑郁症。抑郁症患者最大的痛苦，往往不是当下遭受的煎熬，而是看不到未来的希望。

当你通过誓言法的练习，改变了潜意识里的思维模式，你会发现天还是原来的天，却不再是乌云密布了，而是变得云淡风轻；自己还是原来的自己，心境却变得豁然开朗。以前的自怨自艾没有了，取而代之的是自信乐观和淡定从容。

当我们学会了无条件地爱自己，真正接纳了自己，就会与自己和解，与他人和解，与这个世界握手言和。没有了内心的矛盾与冲突，抑郁症就会不攻自破。

你已经做到了最好，你欠自己一个拥抱。抑郁症患者通常会为自己做得不好而耿耿于怀。学员小 D 和我说："李老师，我感觉自己好了，负面情绪非常少，也能集中注意力去工作，还参加了一个读书会，可以静心读书了，但我对自己还是不太满意。我觉得自己可以做得更好，只是目前还没办法达到。"

我笑着对他说:"你已经做到了最好,这个最好不是以后的,而是当下的最好,你只要尽力了,当下就是最好的。这么努力的自己,不应该再加以责怪,你欠自己一个拥抱哦!"

当你通过本书的练习,平等心得到了提升,开始自我觉醒,你会发现地球的引力好像小了很多,它不再拽着你向下了,天空仿佛有一股积极的力量牵着你向上走,积极乐观是你的常态,无所畏惧是你的内心。你的所思所想、所作所为都是崭新的,不再受过去的情绪所支配。你越来越多地活在当下,与当下同在,认真体验生命的波澜壮阔。

愿所有人都能平安喜乐,圆满此生。

北京阅想时代文化发展有限责任公司为中国人民大学出版社有限公司下属的商业新知事业部，致力于经管类优秀出版物（外版书为主）的策划及出版，主要涉及经济管理、金融、投资理财、心理学、成功励志、生活等出版领域，下设"阅想·商业""阅想·财富""阅想·新知""阅想·心理""阅想·生活"以及"阅想·人文"等多条产品线，致力于为国内商业人士提供涵盖先进、前沿的管理理念和思想的专业类图书和趋势类图书，同时也为满足商业人士的内心诉求，打造一系列提倡心理和生活健康的心理学图书和生活管理类图书。

## 《战胜抑郁症：写给抑郁症人士及其家人的自救指南》

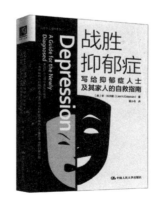

- 美国职业心理学委员会推荐，一本帮助所有抑郁症人士及徘徊在抑郁症边缘的人士重拾幸福的自救指南。
- 本书将告诉你面对抑郁症最正确的做法是什么，并指引你去寻找最佳的诊断和治疗。

## 《抑郁的真相：抑郁症的快乐自然疗法》

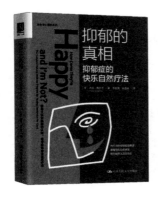

- 对抑郁症有着 17 年研究和临床经验的美国自然医学执业医师彼得·博吉诺博士为您讲述非药物的全自然疗法，让你凭借机体自愈本能，战胜抑郁症；
- 从生理角度探寻抑郁症的根源，倡导多元化、实用有效的抑郁症全自然疗法，呵护抑郁症患者的身体健康和情绪健康；
- 附赠简单、实用的抑郁症自愈导图。

## 《摆脱精神内耗：为什么我们总被内疚、自责和负罪感支配》

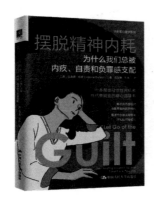

- 习惯性内疚是一种无谓的精神内耗，只有摆脱它，我们才能放下沉重的精神负担，好好爱自己、爱他人。有时内疚是积极的，它会促使我们弥补错误，成为有责任和担当的人。
- 资深生活教练的倾心之作，提出摆脱精神内耗行之有效的剥离流程，帮助我们对内疚的事情进行剖析，找出内疚的深层次原因。
- 改变自己的内疚思维模式，从根本上摆脱内疚感，解放自我，重新掌控生活的方向。

## 《与情绪和解：治疗心理创伤的 AEDP 疗法》

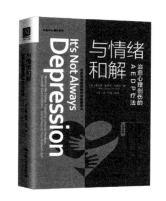

- 这是一本可以改变人们生活的书，书中探讨了我们可以怎样治疗心理问题，怎样从防御式生活状态变为自我导向、目的明确且自然本真的生活状态。
- 学会顺应情绪，释放情绪，与情绪和谐相处，让内心重归宁静，让你在受伤的地方变得更强大。

## 《幸福就在转念间：CBT 情绪控制术（图解版）》

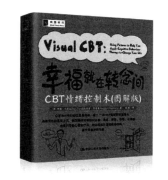

- 美国《健康》杂志（Health）推荐，心理治疗师们都在用的、一本 CBT 情绪治愈系图解书。
- 用视觉化的呈现方式，幽默解读情绪的众生相，有效帮助读者转变思维模式，控制情绪。
- 两名作者共同创办了认知行为治疗学院和 CityMinds，拥有丰富的经验，并运用认知行为治疗和焦点解决短期治疗法，开创了综合治疗法。

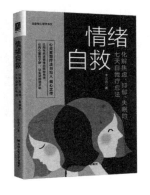

### 《情绪自救：化解焦虑、抑郁、失眠的七天自我疗愈法》

- 心灵重塑疗法创始人李宏夫倾心之作。
- 本书提供的七天自我疗愈法是作者经过多年实践验证、行之有效、可操作性强的方法。让阳光照进情绪的隐秘角落，让内心重拾宁静，让生活回到正轨。

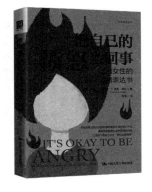

### 《把自己的愤怒当回事：写给女性的情绪表达书》

- 帮助女性为自己的愤怒情绪找到合理的表达方式，更有效地处理生活中遇到的问题，让愤怒不再成为女性"被禁止的情绪"。
- 当你以诚实、克制和有益的方式表达自己经受的伤害时，分歧才会得到妥善的处理，人际关系才会得到延续和改善。